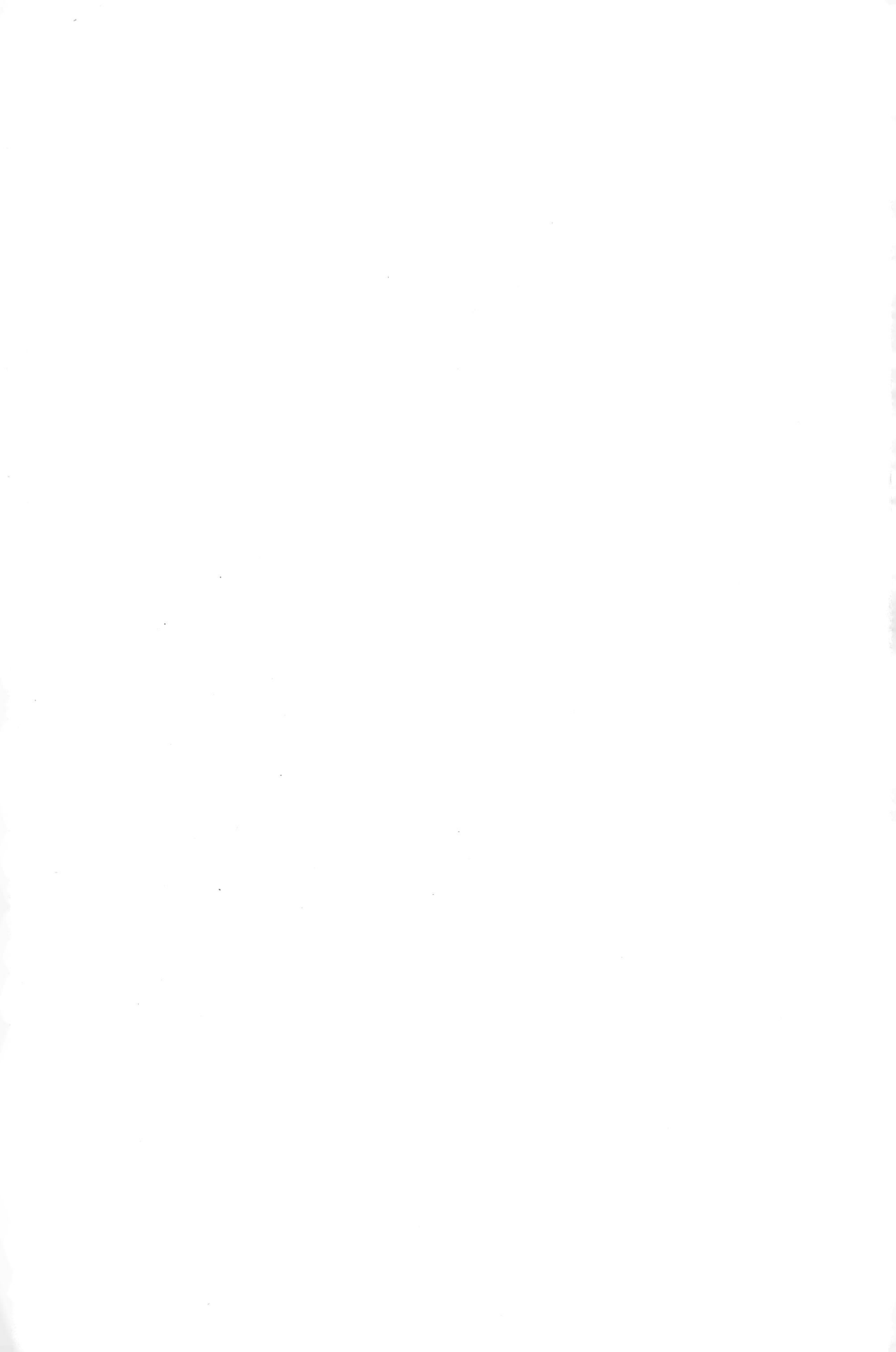

福祉・保健・心理系学生のための
脳科学

竹下研三 著

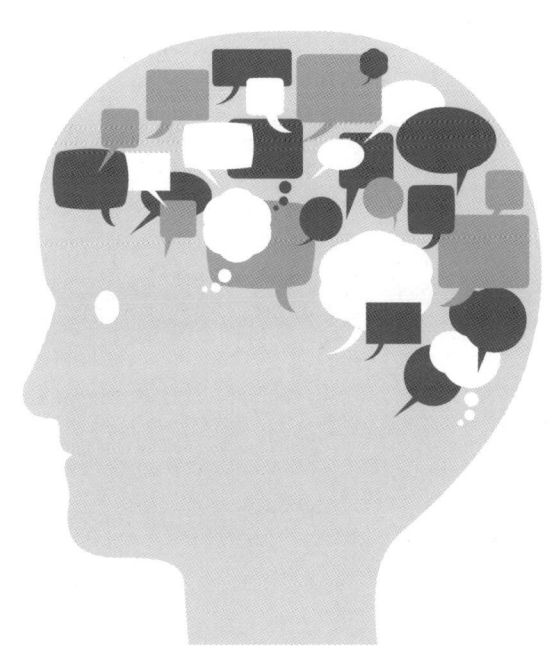

大学教育出版

はじめに

　すべての生物は周囲から刺激を受け、それに反応することで生きています。植物も動物も同じです。植物は太陽や季節に、動物は地球の環境に適応し、かつ他の動物との闘争で生きています。
　人間は動物の中で唯一言葉をあやつり、文字を持ちました。ここに人間は心という概念をもつことになりました。心の研究は文字をもったギリシャ時代からはじまっています。それは心理学 psychology です。サイコは魂、ロゴスは言語です。ギリシャ時代に心と脳の関係を述べたのはヒポクラテス（紀元前400年ごろ）です。彼は、脳あるがゆえに人間は思考し、快・不快を感じるとしました。医学の祖といわれる所以です。その後、心と脳の関係はルネッサンスまでお預けになりました。
　一方、心理学は心をブラックボックスとして刺激と反応によって解明しようとしました。しかし、心理学は心をまだ明らかにできていません。ただ、"心は脳にある"。これはすべての人びとにとって疑いのない事実となりました。脳は外部からの刺激を感じ取り、それにうまく行動することで人間の身体と心を健康、すなわち恒常性（ホメオスタシス）の状態にさせています。
　この本は心に関係する人びとのために脳を少しでも理解してもらいたいと考え、認知神経科学の立場から心と脳の解説を試みました。
　第1章と第2章は脳の基本を理解してもらうための章です。第1章ではミクロのレベルで神経細胞とその機能を説明し、第2章では、マクロのレベルで脳に関係する神経系を説明しました。第2章は難しい用語が多く出てきますのでおおよその理解で先に進んで下さい。
　第3章は、感覚器から脳への情報はどのように入力されていくのか、そして、逆に脳から動きはどう指令され出ていくのかを脳の入口（感覚系）と出口（反射系）として説明しました。
　第4章では、感覚の次のステップとしての知覚とは何か、反射の次のステップである動きを作るメカニズムはどうなっているのかを説明しました。入口の次のステップになる理解と動きを組み立てるステップです。ここでは知覚がうまく入力されない場合の失認、運動行為がうまく作れない場合の失行も説明しました。この2つの正常と異常のプロセスを理解することで心の周囲を理解することになります。ここは神経心理学ともよばれる領域です。
　第5章からいよいよ心理学の世界に入ります。第5章は意識と注意、第6章は感情、第7章は記憶について説明しました。意識、注意、感情、記憶は脳の部位でいえば脳幹系と大脳辺縁系を中心とした機能です。両者とも発生的には旧い脳で行われます。動物的な脳です。この章は心理学を理解する上での基礎となる知識です。
　第8章は心を作る言語のメカニズムについて解説します。人間が社会を生きるコミュニケーションのメカニズムはどうなっているのかを、"話す、聞く、書く、読む"の機能で説明しました。ここは高次脳機能とよばれる領域です。後半は言語聴覚士がとくに理解してほしい所です。
　最後の第9章は知能、認知、創造、人格における脳のしくみを解説しました。心の中心となる所です。認知心理学が対象とする所です。

また、第10章から第12章までは、第9章までに説明した脳の機能がうまく働かない状態を器質的な病気、機能的な病気、両者を混合している病気に分け説明しました。器質的な病気とは、顕微鏡下で神経細胞に変化が見える病気、機能的な病気とは、形態的に変化は見えないが機能的にはおかしい病気です。

　最後（第13章）に、近年の脳科学の研究を進歩させたコンピューター科学と分子生物学の進歩がどのように臨床の現場で利用されているのかを脳の機能検査として画像、生理、生物、心理の方向から解説しました。

　本書が、心理、福祉、保育、看護、教育、介護、リハビリテーションなどの場で働く人びとにとって脳の理解という面で少しでも役にたつことができれば幸いです。

　なお、この本を出版するにあたっては大学教育出版の安田　愛氏にたいへんお世話になりました。こころから感謝をいたします。

2009年12月

著　者

福祉・保健・心理系学生のための脳科学

目　次

はじめに　1

第1章　脳のシステム ―神経回路網― …………………………………9
1．ニューロン ―神経系の基本となる細胞―　9
2．シナプス ―情報交換の場―　12
3．化学伝達物質 ―さまざまな反応―　13
　（1）興奮性化学伝達物質　14
　（2）抑制性化学伝達物質　15
　（3）その他の化学伝達物質　15

第2章　神経系の構造と機能 ……………………………………………16
1．大脳 ―脳の中心―　17
2．基底核と辺縁系 ―大脳を支える機構(1)―　19
3．脳幹と小脳 ―大脳を支える機構(2)―　20
4．脊髄 ―情報伝達の基幹道路―　21
5．末梢神経系と筋肉 ―神経系の出口と入り口―　22
6．神経系を支える機構 ―血管、脳脊髄液、グリア細胞―　23

第3章　感覚と動き（反射）……………………………………………25
1．感覚 ―感覚器から脳の玄関口へ―　25
　（1）嗅覚 olfaction　26
　（2）味覚 guestation　26
　（3）視覚 vision　26
　（4）聴覚 audition　28
　（5）体性感覚 somatic sensation　29
2．動き ―反射―　30

第4章　知覚と動き（運動行為）………………………………………32
1．知覚　32
2．動き（運動行為）　34
3．片側優位性　36
4．知覚・行為の崩れ ―失認と失行―　37

第5章　意識・注意と脳 ―（脳幹）網様体賦活系― …………………39
1．意識とは　39
2．意識と脳波　41
3．注意とは　42

第6章　感情とホルモンと脳 ―辺縁系と視床下部― …………………44
1．感情・情動とは　44
2．自律神経系と内分泌系　45
3．感情とストレス　46

第7章　記憶と脳 ―神経可塑性― …………………49
1．記憶の種類　49
2．記憶の固定化　51
3．特異な記憶 ―作業記憶―　52

第8章　言語と脳 ―コミュニケーション― …………………54
1．話し言葉　54
2．話し言葉の発達　56
3．読み言葉（読字・読文）　57
4．書き言葉（書字）　59

第9章　思考と人格 ―認知心理学の立場から― …………………61
1．問題解決と熟練 ―知能とは―　62
2．創造と発見 ―認知とは―　63
3．思考と意欲 ―実行機能とは―　65
4．社会的成熟 ―人格との接点―　66

第10章　器質的な障害による脳の病気 …………………68
1．先天的な原因によって生じる病気　69
　（1）染色体異常症　69
　（2）奇形と奇形症候群　70
　（3）先天性代謝異常症　71
　（4）神経変性疾患　72
2．後天的な原因によって生じる病気　75
　（1）中枢神経系の感染症　75
　（2）頭部外傷　77
　（3）脳血管障害　78
　（4）免疫異常による疾患　80
　（5）脳腫瘍　80

第11章　機能的障害による脳の病気 …………………82
1．小児期にみられる病気　82
　（1）広汎性発達障害　82

　　　　（2）注意欠陥／多動性障害　83
　　　　（3）コミュニケーション障害　83
　2．成人期にみられる病気　84
　　　　（1）統合失調症　84
　　　　（2）うつ病　85
　　　　（3）人格障害　85
　　　　（4）麻薬やアルコール依存症　85
　3．両年齢にみられる病気　87
　　　　（1）（心的）外傷後ストレス障害　87
　　　　（2）頭　痛　87

第12章　器質的障害と機能的障害の合併している脳の病気　89
　1．知的障害と学習障害　89
　2．てんかん　90

第13章　脳の臨床検査　92
　1．画像検査　92
　　　　（1）CT（computed tomography；コンピュータX線断層撮影）　92
　　　　（2）MRI（magnetic resonance imaging；磁気共鳴画像）　93
　　　　（3）fMRI（functional magnetic resonance imaging；機能的核磁気共鳴画像）　93
　　　　（4）SPECT（single photon emission tomography；単一光子放射断層撮影）　94
　　　　（5）PET（positron emission tomography；ポジトロンエミッション断層撮影）　94
　　　　（6）MEG（manetoencephalography；脳磁図）　94
　　　　（7）NIRS（near-infrared spectroscopy；近赤外線測定法）　94
　2．生理学的検査　94
　　　　（1）脳波と誘発反応　94
　　　　（2）事象関連電位　95
　3．生物学的検査　96
　4．心理検査　97
　　　　（1）知能テスト　97
　　　　（2）パーソナリティ・テスト　97
　　　　（3）障害をもっている児・者での心理テスト　99

おもな参考文献　101
索　引　103

福祉・保健・心理系学生のための脳科学

第 1 章 脳のシステム ―神経回路網―

[ポイント]

　肝臓が肝細胞の集合体であり、筋肉が筋細胞の集合体であるように脳も神経細胞の集合体です。そして、神経細胞も他の細胞と同じように、ゲノム genome とよばれる生命の設計図を収納している核、細胞内でそれぞれに役目をはたしている細胞内小器官、外部から身を守り、かつ外部との調節を行っている細胞膜の3点セットで構成されています。

　しかし、神経細胞には肝細胞や筋肉細胞とは異なる所が3点あります。1点目は、神経細胞はお互いに連結して回路を作り、外からの刺激に適切に反応するシステムで機能していることです。それは神経回路網とよばれています。2点目は、後述する海馬など一部の脳の神経細胞をのぞき神経細胞は一生分裂をしないことです。多くの神経細胞は出生からその人の一生が終わるまで分裂することなく生き続けていきます。3点目は、神経細胞は細胞体、軸索、髄鞘、樹状突起、シナプスという特殊な構造物をもって機能を最高に生かしていることです。このような特殊な構造物と機能を持つために神経細胞はニューロンとよばれています。そして、お互いの情報交換はシナプスとよばれるふたつのニューロンの接合部で行っています。

重要な用語：ニューロン、軸索、髄鞘、樹状突起、シナプス、神経回路網、化学伝達物質、ドパミン、セロトニン、アセチルコリン

1. ニューロン ―神経系の基本となる細胞―

　神経系の基本となる細胞はニューロン neuron です。ニューロンは細胞体と軸索と樹状突起で構成されています（図1-1）。

　ニューロンは1個だけでは独立した機能ははたせません。脳は外から入ってくる光や音の刺激を情報として受け取り、それをニューロン間のネット上でやり取りをし、その刺激にもっとも適切だと判断した内容で対応しています。この連絡網は神経回路網 neural network（回路網ともよばれます）とよばれています。脳のもつ特有なしくみとは、この回路網によって適切な反応を

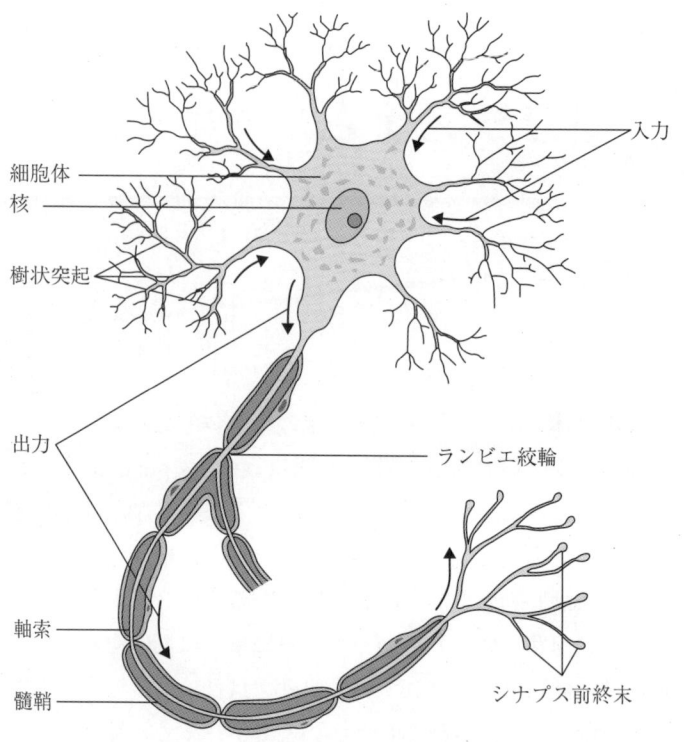

図1-1 ニューロンの構造
ニューロンは細胞体、軸索、樹状突起からなります。軸索は髄鞘とよばれる脂質で被われており、所々にくびれが作られ軸索を露出しています。軸索は管状となっており先端はシナプス終末となります。くびれはランビエ絞輪とよばれます。

行っていることであります。

　ニューロンの中心になるのは細胞体です。細胞体はニューロンの活動に必要な物質、すなわちペプチドやタンパク質、脂質などを作り、エネルギーを供給し、ニューロン全体の機能と恒常性の維持のために機能しています。恒常性とはホメオスタシス homeostasis とよばれ、水分含有率（60％）、浸透圧（0.9％の塩分濃度）、酸塩基平衡（pH7.4）、血圧などを一定に保っていることをいいます（図6-1）。

　細胞体からは1本の長い腕が伸びており軸索 axon とよばれます。軸索は管状になっており、管の中を情報交換のために必要な物質が流れています。流れのスピードは遅く1日で最高50 mm ほどといわれています。情報の伝達にしては非常に遅くなります。そこで伝達を早くするために軸索は髄鞘（ミエリン myelin）という脂質の膜で被われ、所々にくびれを作り軸索を露出させています。この露出部はランビエ絞輪 Ranvier node とよばれます。この露出部を使って細胞膜の活動電位は跳躍しながら先端へ瞬時に送られていきます。なお、軸索の長さは多くがミリやセンチの単位ですが、長い場合は1 m を越すほどになります。

　ニューロンの情報伝達は、目や耳にある感覚細胞の興奮から始まります。外からの刺激によっ

て感覚細胞は興奮し、細胞膜には脱分極が生じます。脱分極とは細胞の内膜と外膜にある膜電位（イオン勾配といいます）が刺激により逆転することをいいます。膜の外にあるナトリウムイオンが膜の内側に移動し、カリウムイオンが外に出て、イオン勾配を変えるのです。この変化が活動電位とよばれます。この活動電位はすでに述べましたランビエ絞輪を跳躍して先端に進みます。この方法は活動電位を減弱させることなくスピードをもって軸索の先端に到達させることを可能にしています。跳躍伝導とよばれています。その速度は 40〜50 m／秒ほどの速さです。到達した活動電位は軸索先端のシナプス終末部で待機しているシナプス小胞を壊し、化学伝達物質を次項で述べるシナプス間隙に放出させ、次のニューロンに興奮を伝えることになります。

　一方、細胞体は情報を受けとるために細胞体から木の枝のように多数の突起を出しています。樹状突起 dendrite とよばれます。一般に軸索は情報を送る側として、樹状突起は情報を受けとる側として働いています。樹状突起は細胞体や軸索などにシナプスを作り情報の交換をしています。

　回路網の充実には年月という時間の経過と体験という環境からの刺激が重要となります。これによって細胞体の充実、髄鞘の充実、樹状突起の成長、シナプスの増加、そして不要なニューロンの除去が行われていくことになります。なお、この成長は年月に依存しているだけでなく部位的にも順序性を持ちます。ニューロンの成長は脊髄・延髄で早く終わり、創造や思考をする大脳の前頭葉は遅くなります。前者は出生時にはほぼ完成していますが、後者は50歳を過ぎてもなお成長が見られているといわれています。

　髄鞘の充実は神経伝導速度に比例します。末梢神経での伝導速度は乳児期では 30 m／秒ぐらいですが、4〜5歳で成人の 80％ほどになり、10歳で成人とほぼ同じ 40〜50 m／秒の速度に達します。

　なお、回路網での活動電位の流れは一般の電気回路とは異なり、一方交通のシステムで興奮が伝わっていきます。双方向には進みません。

　最後に重要なことは、ニューロンは他の臓器と異なり、海馬など一部の部位を除き細胞分裂がないことです。それどころか、回路網の充実に逆比例して出生時に過剰に生まれた神経細胞は減少の一途をたどっていきます。この現象はアポトーシス apoptosis とよばれています。プログラムされた死ともいわれます。近年の研究によれば、出生時の脳は成人のそれより 150〜180％も多い神経細胞をもって出生しているといわれています。

　回路網の形成と成熟は、運動だけでなく言語、記憶力、理解力、創造力など人間の心や行動に関係するすべての機能の成長に一致します。そのため回路網の不出来や障害はいろいろな神経系の病気となります。このような機能はニューロンが大量のエネルギーを必要とすることを意味します。心臓から拍出される血液の20％が脳に送られています。

2. シナプス —情報交換の場—

情報交換を行う場所はシナプス synapse とよばれるニューロン同士が握手をした部分で行われています（図1-2）。シナプスの数は無数といえるほど多く、1個のニューロンは2千から1万ほどのシナプスをもっているといわれています。シナプスは樹状突起の先端同士で、あるいは樹状突起から細胞体へ接したりして細胞間をつないでいます。

それらのシナプスは多彩な情報交換のために100種を超える化学伝達物質（神経伝達物質ともいわれます）を利用して情報の内容に変化を加えています。異なる伝達物質によって興奮を強めたり、弱めたりすることができるのです。

シナプスは、情報を送る側の先端部（シナプス前膜といいます）と、受け手側の受容体（レセプター；receptor）、そして、その間の間隙とよばれる部分からなります。送り手側から放出された化学伝達物質は受け手側のシナプス後膜の受容体に運ばれ癒合し、受け手の細胞にさまざまな興奮をおこさせていくことになります。情報を送る側と受けとる側が性質を変えて情報のやり取りを行うことになります。

まとめますと、シナプスの情報伝達は2つのシステムで送られていきます。1つは細胞膜の脱分極によるスピードある電気的な情報伝達、もう1つはシナプスでの化学伝達物質による質的な情報伝達です。

このようにニューロンが2つのシステムをもつ理由は、脱分極だけでは興奮が脳全体に平等に広がるだけで反応に差を作れないという弱点があるからです。化学伝達物質は、その性質によっ

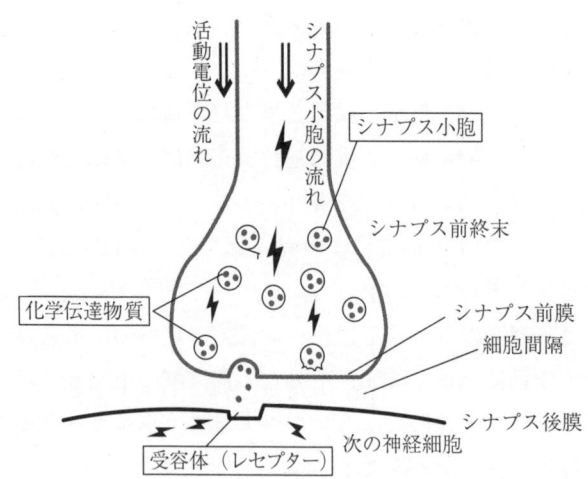

図1-2　シナプス
　シナプスとはニューロンが情報交換のために手をつなぐ場所です。樹状突起や軸索の先端でシナプスを作り他のニューロンと情報交換をしています。シナプス前終末には軸索を経由して送られてきたシナプス小胞が待機します。小胞はランビエ絞輪を跳躍してきた活動電位により破られ、中の化学伝達物質がシナプス間隙に放出されます。その化学伝達物質は後膜に癒合し、次のニューロンを興奮させます。使われなかった化学伝達物質は壊されるか、もとのシナプス前終末部に帰っていきます。

て後シナプスに変化した情報を送り、反応に差を作ることができます。この2つのシステムによって後ニューロンはさまざまな脱分極を起こし情報を次に伝えていくことになるのです。この変化の総合されたものが人間の行動としていろいろな内容を作りだすことになります。

　この化学伝達物質は細胞体で作られ、シナプス小胞とよばれる小さな袋に納められ、軸索を通ってシナプス先端に流れて行き、放出を待つことになります。シナプスとシナプスの間隙はわずか10～100Å（ナノメーター）ほどの狭さしかありません。ナノメーターとは1mの10億分の1の長さです。電子顕微鏡で確認されます。

　シナプスを作る遺伝子はまず大まかにシナプスを作ります。環境はその大まかに作られたシナプスをいろいろな性質をもつシナプスに作っていくことになります。すぐ興奮するシナプス、繊細でやさしいシナプス、抑制的に機能するシナプス、よほどの刺激でないと機能しないシナプスなどさまざまです。この変化はニッチ（niche）の理論とよばれています。ゲノムによって大まかに作られている素材が環境という刺激のノミによって少しずつ作り変えられていくということです。しかし、ゲノムはいつも大まかな素材を作るわけではありません。傷や汚れのある素材も作ります。ただ、このような素材でも環境は見事なシナプスに作り直して機能させていく場合もあります。刺激という環境が適切であればあるほどすばらしい回路網になるのです。適切なストレスです。

　この環境の刺激によって行動が変化することは動物行動学者のローレンツK.（1935）によって証明されました。彼は野ガンの受精卵を実験室で孵化させ、生まれた子ガンに餌を与えつづけることでローレンツを親と認識させ、子ガンの脳を自分の親と感じる脳に作り変えたのです。この現象は刻印づけ（インプリンティング；imprinting）とよばれています。昔からわが国でも行われていた子トリの餌づけです。彼はこの現象を科学的に説明しノーベル賞を受けました。

　この刻印づけは、樹状突起のシナプスに微妙な変化を生じさせることで説明されています。樹状突起に環境に応じた新しい突起棘（スパインspine）を作っていくのです。シナプスの結合はこの刺激の繰り返しによってさらに強固になっていきます。逆に、この棘が使われない場合は消滅していくことになります。これは後述する学習と記憶の機構、そしてニューロンの感受期という宿命に一致します。

3．化学伝達物質 ―さまざまな反応―

　ニューロンの興奮はシナプス間隙に放出される化学伝達物質によって興奮に傾いたり抑制に傾いたりします。

　今日、この化学伝達物質にはアセチルコリン、GABA、ドパミン、セロトニン、グリシンなど100種以上の物質のあることが知られています。このため、化学伝達物質の名前によってアセチルコリン・ニューロン、ドパミン・ニューロンなどともよばれています。

　化学物質としては表のようにアミノ酸類、アミン類、ペプチド類などに大別することができま

表1　化学伝達物質の種類

アミノ酸	グルタミン酸、タウリン、GABA（γアミノ酪酸）、グリシン、アスパラギン酸など
アミン類	ドパミン、ノルアドレナリン（ノルエピネフリン）、セロトニン、アセチルコリン、メラトニン、ヒスタミンなど
神経ペプチド	βエンドルフィン、エンケファリン、ワゾプレッシン、サブスタンスP、TRH、オキシトシンなど
その他	炭酸リチウム、カフェイン、一酸化窒素、カプサイン、エチルアルコールなど

　化学伝達物質とはニューロンを興奮したり、抑制したりする物質の総称です。アミノ酸やアミンなどいろいろなグループに分けられます。なお、この表では向精神薬や合成麻薬は除外しています。これらの薬や麻薬も機序としては同じで、分子構造的にもモノアミンにみられるようなベンゼン環がしばしば共通して見られます。

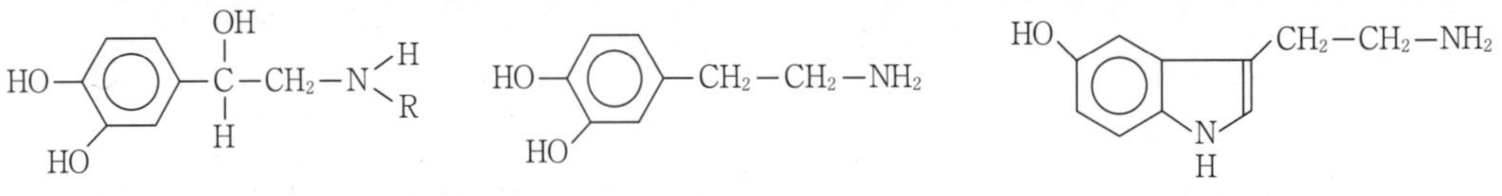

R:H　ノルアドレナリン
R:CH$_3$　アドレナリン

ドパミン

セロトニン
（5-ヒドロキシトリプタミン，5-HT）

図1-3　代表的なモノアミンの分子構造
ベンゼン環に炭素・炭素・窒素が結合している特徴をもっています。

す（表1）。アミンはアミノ基（－NH$_2$）をもっている物質で、とくに1つだけもっているアミンをモノアミンといいます（図1-3）。ペプチドとはアミノ酸が数個から30個ほどつながっている小さな蛋白質をいいます。

　化学伝達物質は大きく興奮性に作用する物質と抑制性に作用する物質に分けることができます。しかし、誤解しないでほしいことは興奮性作用がニューロンのすべてに興奮をおこすのではありません。その物質が通常の量より減少することにより逆の効果、すなわちニューロンを抑制の方向に作用する場合も生じることです。また、抑制作用はつねに反応を落とすものではなく、次の次のニューロンを逆に興奮させてしまい、結果として表現される反応は興奮した内容を示すこともあることです。

　以下に代表的な化学伝達物質の特徴を説明します。

（1）興奮性化学伝達物質

　アセチルコリン acetylcholine：末梢神経と筋膜との接合部で筋肉の収縮をおこします。脳では広くニューロンの興奮を維持しています。また、自律神経系の伝達物質でもあります。もっとも代表的な化学伝達物質です。脳での低下はアルツハイマー病の発症につながっています。また、逆にドパミンの不足で線条体ニューロンのアセチルコリンが独走し、パーキンソン病に振戦をもたらすこともあります。

グルタミン酸 glutamic acid：興奮作用を持つ化学伝達物質の代表です。ニューロンを目覚めさせます。グルタミン酸はてんかん発作とも関係します。近年明らかになってきたトリプレット・リピート病ではこの遺伝子がグルタミンを細胞内で過剰に産生させ、細胞の死を招いていることがわかってきました。

　ノルエピネフリン norepinephrine（ノルアドレナリン）：自律神経系の交感神経を興奮させます。脳幹の青斑核に始まり目覚めや集中力に関係しています。

　ドパミン dopamine：大まかな作用として興奮傾向を持っています。ドパミンの脳での流れには3つの主要なルートがあります。感情の章で再び述べますが、中脳の黒質から線条体へ作用する系、中脳から扁桃体など大脳辺縁系へ作用する系、中脳から前頭葉へ作用する系の3つです。黒質－線条体系での不足はパーキンソン病、扁桃体や前頭葉への系は統合失調症の陽性・陰性症状と結びついていることなどが明らかにされています。（p.48参照）

（2）抑制性化学伝達物質

　GABA：抑制作用をもつ代表的な伝達物質です。バルビツールやベンゾジアゼピンなどの抗不安薬はGABAの細胞内流入を促進させ、効果をあげているといわれています。GABAを減少させる食べ物にギンナンがあります。食べすぎでけいれん発作をおこします。ビタミンB_6不足もGABAを減少させます。

　グリシン glycine：脊髄や脳幹で抑制作用を示します。

　セロトニン serotonin：大まかな作用として抑制傾向を持っています。セロトニンにも2つの主要なルートがあります。脳幹の縫線核から基底核への系と大脳辺縁系を含めた大脳皮質全体への系です。セロトニンは情動に関係しており、うつや神経症に陥るニューロンを抑制しています。近年の抗うつ薬にはシナプス間隙に放出されたセロトニンの再取りこみを抑制し、シナプスでのセロトニン濃度を高める作用機序で効果をあげています。セロトニンは睡眠、とくにレム睡眠のリズムと関係しています。セロトニン不足により睡眠リズムが崩れる（前倒しになる）とうつ状態に陥り、活動への意欲をなくします（p.48参照）。

（3）その他の化学伝達物質

　気分調節物質：タウリン、炭酸リチウム、デパケンなどの物質が知られています。タウリンや炭酸リチウムは経験的に見いだされてきた物質です。細胞膜の脱分極を抑える作用機序が考えられています。

　依存に陥らせる物質：アルコール、マリファナ、コカイン、ヘロイン、メタンフェタミン、MDMAなどがあります。脳幹の情動に関与する側坐核とよばれる部位のニューロンを興奮させ、容易に依存症をおこさせさまざまな精神障害をもたらします。なお、アルコールはそれだけではなくビタミンB_1を多量に消費するため代謝面からエネルギー不足を招きニューロンを壊します。コルサコフ症候群（Korsakoff's syndrome）とよばれる病気です。

第2章 神経系の構造と機能

[ポイント]

　神経系は大きく3つの主要部分からなります。中枢神経系、末梢神経系、自律神経系です。人間の中枢神経系は動物の中でもっとも充実しています。

　中枢神経系は、行動や思考を担当する大脳、運動の調整を行う小脳、生命の維持に関わる脳幹、中枢神経系と末梢神経系とを結ぶ脊髄からなります。

　大脳には大脳を補佐する基底核とよばれる神経核群と大脳の中では発生的に旧い細胞群である辺縁系があります。辺縁系は本能の脳です。

　末梢神経系は全身に分布し、全身の組織とつながっています。

　自律神経系も中枢と末梢の系からなり全身に分布しています。自律神経系は意思とは無関係に生体の恒常性の維持に機能しています。なお、自律神経系については第5章の感情の項でふれることにします。

　頭蓋骨の中には神経系を支える脳血管系、脳脊髄液、グリア細胞などの組織があります。ここの理解も重要です。

　最後に、末梢神経・筋について説明します。神経系のすべての表出はここで表現され、逆に感覚器からの情報は末梢神経を通して脳に送られています。感覚器は第3章で説明します。

　なお、読者はこの章は専門用語が多いのでおおよその理解で読み進み、あとの章で理解しにくいときに読み返してください。

重要な用語：大脳、間脳、脳幹、小脳、脊髄、（大脳）皮質、白質、前頭葉、頭頂葉、側頭葉、後頭葉、辺縁系、海馬、扁桃核、基底核、尾状核、淡蒼球、線状体、末梢神経、グリア細胞、脳脊髄液、血液脳関門、内頚動脈、椎骨動脈、骨格筋、平滑筋、錐体交叉、筋トーヌス

1. 大脳 ―脳の中心―

　人間の大脳 cerebrum は身体との比率では動物界でもっとも大きい脳です。現在の人間の脳は約3～5万年前のホモサピエンスのときに生まれました。この脳によって人間は言葉を獲得したといわれています。ネアンデルタールからホモサピエンスになったときです。頭蓋骨を構成している骨と骨の間の縫合が遅くまで開いて脳が生後にも大きくなることができたからと言われています。下顎がぐっと後方に下がり、また声門が下がったことも口の中を大きくし舌がより自由に動けるようになり、いろいろな音を出せるようになったことも影響しています。

　大脳の表面は灰白色に見えるため灰白質 gray matter、あるいは皮質 cortex とよばれます（図2-1）。ここは神経細胞の集団からなり、皮質をコンパクトにまとめるため多くの皺（しわ）を

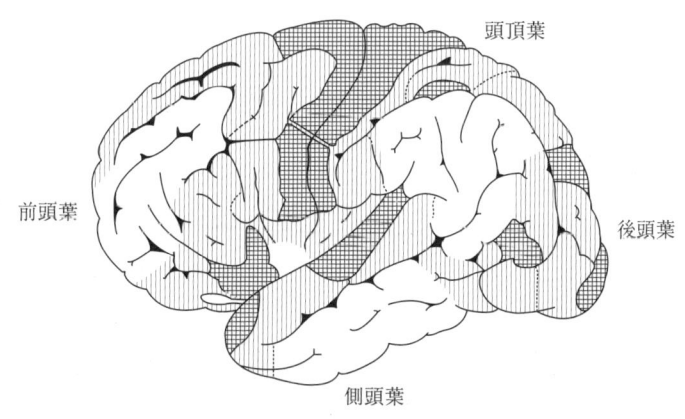

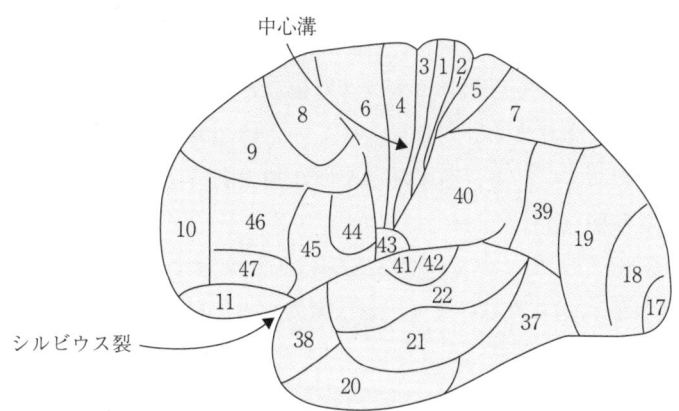

図2-1　大脳皮質とブロードマンの大脳地図
　大脳皮質は前頭葉、頭頂葉、側頭葉、後頭葉からなります。上の図の黒い部分が一次感覚野や一次運動野を示します。灰色部分と白い部分は連合野とよばれます。中でも白い部分は人間のみに認められる部分で、もっとも高度な機能を行っている部分です。そのため連合野を新皮質（図の灰色部分）と新々皮質（図の白色部分）として分ける考えもあります。
　下はブロードマンの大脳地図です。

作っています。このしわは脳溝 sulcus とよばれます。このしわによって大脳は前頭葉 frontal lobe、頭頂葉 parietal lobe、側頭葉 temporal lobe、後頭葉 occipital lobe の 4 部門に分けられます。人間では前頭葉がもっとも大きく、大脳の 40％を占めています。ブロードマン K. は大脳皮質をこの脳溝にそって 47 の領域に分け、番号をつけました（1909）（図 2-1）。今日でもこの領域番号は利用されています。

　皮質ニューロンは大きく 3 つの部門に分かれます。1 つは感覚器からの刺激を受け止めたり、運動の指令を出したりする一次感覚野（体性感覚皮質や聴覚皮質）primary senory area と一次運動野（運動皮質）primary motor area です。次はその情報を次の知覚につないだり、あるいは運動の機能化を行う部門です。連合野 association area とよばれています。新皮質 neo-cortex ともよばれます。最後は、人間だけがもつ高等な連合野です。情報を情動や記憶と統合し、思考したり、計画したりする皮質です。ここは頭頂葉、側頭葉、前頭葉にあり、新々皮質ともよばれ、高度の認知機能に関与しています（図 2-1）。連合野は進化した動物ほど大きく、人間の連合野が動物の中で最大となります。

　皮質ニューロンの数は 10 億を超すといわれています。皮質ニューロンは六層構造からなり、それぞれが特有の機能を分担しています。

　脳が外からの刺激に応えて反応を送り出す領域は前頭葉に集中しています。運動系では一次運動野とよばれます。ここには言葉を表出する部位もあります。後述するブローカの言語中枢です。

　大脳の内部は白色に見え神経線維からなっています。白質 white matter とよばれます。白質が障害を受けるとニューロンの回路網が壊されることになり、運動機能や認知力に障害を受けます。

　大脳は左右の半球に分かれています。両半球は脳梁 corpus callosum とよばれる神経線維で前頭葉から後頭葉にかけて大脳半球の機能を広く結んでいます。脳梁は 2 億本の神経線維からなるといわれ、この膨大な数で左右の脳の協調を行っています。

　両半球は同じ機能をもっているのではなく、後述する片側優位性とよばれる機能化を示します。この片側優位性はてんかんの治療で行われる脳梁切断術などから明らかにされてきました。代表的なものは右利き、左利きであります。言葉についていえば、95％の人間は優位半球である左半球で言葉を聞き、話しています。一方、右半球は空間認知や表情認知、音楽的能力などに長けているといわれます（p.36 参照）。

　脳の重さはわずか 1,500g ほどで、体重の 2〜3％にしかすぎません。しかし、心臓から送り出される全血液の 20％は脳に送られています。脳は臓器の中で最大のエネルギー消費器官です。

2. 基底核と辺縁系 —大脳を支える機構 (1)—

　大脳の深部には2種類の重要な神経細胞集団があります。
　1つは基底核 basal ganglia とよばれ、尾状核 caudate nucleus、被殻 putamen、淡蒼球 globus pallidus、黒質 substantia nigra などからなります（図2-2）。尾状核と被殻には縞模様が見られ、機能的にも類似することから線条体 striatum ともよばれます。発生的には大脳皮質と同じく新しい細胞群です。基底核群は運動機能と深く関係します。運動の調節機関であり、ここでの障害は筋緊張（姿勢）の異常や不随意運動を引きおこします。代表的な疾患にはパーキンソン病、ハンチントン舞踏病、アテトーゼ型脳性まひなどがあります。

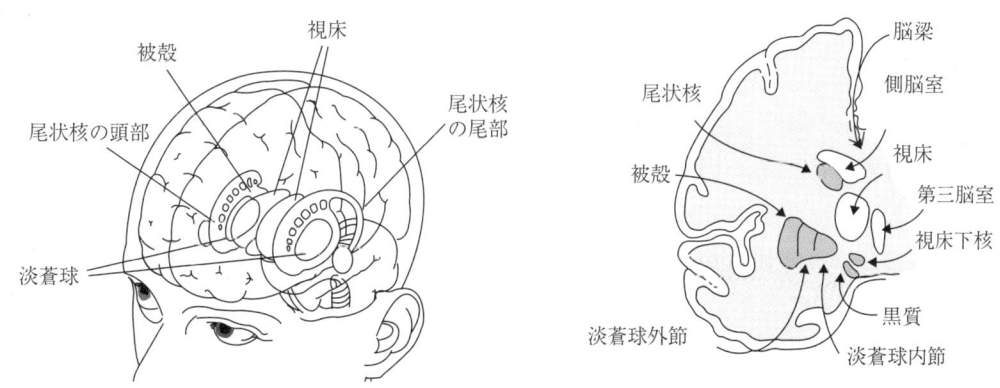

図2-2　大脳基底核と辺縁系
　基底核には尾状核、被殻、淡蒼球、黒質などの細胞集団があります。尾状核と被殻は性質が似ているため合わせて線条体ともよばれます。それぞれの位置関係は冠状断面からみると右上の図のようになります。基底核は主として運動の協調性を担当します。
　辺縁系にも海馬、扁桃体、帯状回、嗅内皮質、側坐核などの細胞集団があります。辺縁系は記憶や本能の中枢で、周囲の関連核群と連携し機能します。

あとの1つは、大脳皮質の内側部にある発生的に旧い細胞集団です。そのため旧皮質 allocortex とか辺縁系 limbic system とよばれています（図2-2）。旧皮質は6層構造をもたないことで特徴づけられます。魚類や爬虫類などの脳にも認められる旧い神経細胞群です。この中には扁桃核 amygdala、海馬 hippocampus、帯状回 cingulate gyrus などと呼ばれている核群があります。それぞれに特徴的な機能があります。扁桃核は感情や本能と関係し、海馬と嗅内皮質や側坐核は記憶と関係し、帯状回は扁桃核や海馬と大脳皮質との間で情動の情報交換にあたります。辺縁系は情動、記憶、空間認知、思考などの機能と深く関係することになります。なお、海馬とよばれる部位は海馬台や歯状回などを含みます。

辺縁系の周囲には辺縁系と協同的に機能する細胞群や神経線維があります。嗅内皮質、乳頭体、海馬傍回、脳弓などとよばれる部位です。

3．脳幹と小脳 —大脳を支える機構 (2) —

大脳を中央深部からしっかりと支えている領域が脳幹 brainstem とよばれる部位です。脳幹は上から間脳 diencephalon、中脳 midbrain、橋 pons、延髄 medulla からなっています。間脳は脳幹に含めず大脳の一部とする考えもあります（図2-3）。

間脳の大部分は視床 thalamus からなっており、聴覚や視覚を含め身体のほとんどすべての情報がここに入力されてきます。すなわち、全身の情報を最初に受けとめる部位です。すべての入力情報はここから適切な部位にそれぞれ送られていきます。視床の下には視床下部 hypothalamus があり、自律神経系や内分泌系の中枢となります。

中脳・橋・延髄にはニューロンが網状に見えるため脳幹網様体賦活系 brainstem reticular activating system とよばれます。網様体賦活系ともいいます。文字の意味するとおり中枢神経系を賦活します。視床を通して前頭葉、基底核を賦活する上行性のルートと脊髄へ下降するルートがあります。網様体賦活系は意識・注意の中枢です。第3章で説明します。

中脳・橋・延髄には3つの重要な機能があります。第1は睡眠と覚醒のコントロール、第2は小脳と連携し姿勢、運動協調、眼球運動などの制御、第3は末梢神経系の1つである脳神経系の核としての機能です。第1の睡眠と覚醒については第3章の意識・注意の所で取り上げます。第2の姿勢や運動協調については第2章の運動系で説明します。第3の脳神経系については第1脳神経の嗅神経と第2脳神経の視神経を除く動眼神経以下の脳神経系の基地となっています。脳神経系は顔面から頚部にかけての感覚系と運動系を支配し、顔や頚、眼球の運動、聴覚や平衡感覚などと関連します。延髄は橋とともに呼吸と心臓のリズムをコントロールしており、ここの死は脳死 brain death となります。なお、呼吸や心拍は維持されていながら、周囲との意思疎通が完全に喪失し、自力で食べることもできず、排尿便も失禁にある状態は植物状態 vegetative state とされ、間脳以上での大脳が死に近い状態にあるとされます。

小脳 cerebellum は中央部の虫部と小脳半球に分かれます。小脳は運動の制御と学習に関与し

ます。小脳は脊髄や筋肉、脳幹と情報を共有し、姿勢や筋肉の緊張、運動の測定を行い、協調運動をコントロールします。また、第8神経の中の前庭神経の情報を受け、身体の傾きや眼球運動を調整しています。一般にここでの運動は速い運動での調節になります。

　小脳のもう1つの重要な機能は運動の情報を保存することです。運動の記憶です。これはくり返しの練習により記憶されていく記憶で、手続き記憶といわれる機能です。

　小脳の障害には、筋緊張低下、運動失調（アタキシア ataxia）、測定障害などがあります。そのため企図振戦 intention tremor とよばれる不随意運動が観察されたり、歩行では酩酊様歩行となったり、発語も不明瞭でゆっくりとなり、眼振 nystagmus が見られてきます。

4．脊髄 —情報伝達の基幹道路—

　脊髄 spinal cord は末梢神経ニューロンがスタートする場であるとともに中枢神経ニューロンの終着駅でもあります。すなわち、下行する運動神経系や自律神経系、上行する感覚神経系がここで情報のバトンタッチを行っています。

　頚髄から左右8対（頚神経）、胸髄から12対（胸神経）、腰髄から5対（腰神経）の末梢神経がでています。仙髄からも5対がでています。なお、仙髄からの末梢神経は集まって坐骨神経とよばれています（図2-3）。

　下降する大脳・脳幹からの運動ニューロンは、脊髄上部で左右を交叉させ、脊髄の左右外側（側索とよばれます）を下り、脊髄の前方（前角とよばれます）で末梢神経にバトンタッチを行います。この交叉部は錐体交叉とよばれます。下降する末梢神経には次項で述べるα運動ニューロンとγ運動ニューロンがあります。

　ここにはいくつかの重要な疾患があります。側索と前角の障害では筋萎縮性側索硬化症、前角部の障害ではポリオや脊髄性筋萎縮症があります。いずれも筋肉が萎縮し、筋力低下が生じます。また、神経筋接合部の疾患では重症筋無力症があります。側索の障害は後述する錐体路の障害であり、γ運動ニューロンが抑制機能を落とし筋緊張（筋トーヌス）を高めます。腱反射の亢進や足関節に足クローヌスとよばれる律

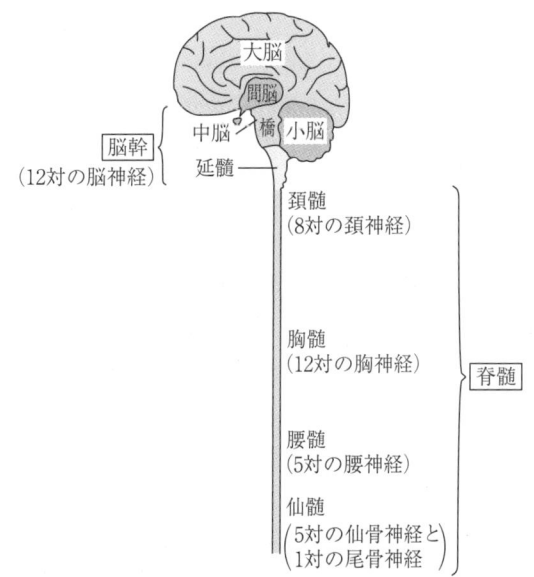

図2-3　中枢神経系の全体
　大脳の下には間脳、中脳、橋、延髄、脊髄があります。間脳、中脳、橋、延髄は脳幹とよばれます。間脳は大脳の一部とする考えもあります。間脳は視床、視床下部などからなります。
　脳幹からは12対の、脊髄からは31対の末梢神経がでています。脳幹からの末梢神経は脳神経とよばれています。12対の脳神経は、①嗅神経、②視神経、③動眼神経、④滑車神経、⑤三叉神経、⑥外転神経、⑦顔面神経、⑧内耳神経、⑨舌咽神経、⑩迷走神経、⑪副神経、⑫舌下神経とよばれています。末梢神経は感覚ニューロンと運動ニューロンに分かれます。

動的な筋収縮をおこします。

　上行する感覚ニューロンには、皮膚の触覚、温痛覚、振動覚、筋肉・腱の中にある筋紡錘や腱紡錘からの感覚ニューロンがあります。第3章で述べる体性感覚とよばれます。なお、触覚、温痛覚、振動覚からの感覚ニューロンは脊髄で左右の位置を変え、痛覚は反対側の脊髄の前外側を、振動覚や関節の位置覚は反対側の後外側（後索）を上行していきます。この前後に分かれる解剖学的なルートは脊髄の病巣診断に重要な情報となります。

5．末梢神経系と筋肉 ―神経系の出口と入り口―

　末梢神経系 peripheral nerve system は運動ニューロン、感覚ニューロン、そして介在ニューロンに分かれます。末梢神経系は脳幹に由来する系と脊髄に由来する系に分かれます。

　脳幹に由来する系は、12対の神経系で脳神経 cranial nerve とよばれます。嗅神経（Ⅰ）、視神経（Ⅱ）と聴神経（Ⅷ）は感覚ニューロンのみですが、他は感覚ニューロンと運動ニューロンを含んでいます。脊髄に由来する末梢神経系はすべて感覚ニューロンと運動ニューロンを含みます。

　運動ニューロンは脳幹では脳幹内に、脊髄では前角部に細胞体があり軸索を伸ばし、その先端で筋膜シナプス（筋接合部）を作り、筋収縮をおこさせます。運動ニューロンには筋肉内の筋紡錘という特殊な筋組織に接しているものもあります。前者はα運動ニューロン、後者はγ運動ニューロンとよばれます。筋紡錘は筋肉の伸展をキャッチすることで筋緊張をコントロールしています。筋紡錘からは感覚神経が脊髄に入力し、脊髄の介在ニューロンにつながって回路網的に筋緊張を維持するのです。四肢の屈伸運動で屈曲する側の筋肉が収縮する時は伸展する側の筋肉の緊張を弱め、動きの効率をコントロールします。この感覚ニューロンは小脳や大脳皮質にも情報を伝え、関連する運動系に興奮や抑制などの変化を加えていきます。このメカニズムは次章で触れます（図3-4）。なお、介在ニューロンは脳の中にも存在します。

　筋肉 muscle は多細胞からなる筋線維の組織で、骨格筋、平滑筋、心筋に分かれます。骨格筋は濃淡の紋様をもち横紋筋とよばれ随意運動に関係します。平滑筋には横紋がなく自分の意志では収縮しない不随意筋です。血管壁や消化器にあり自律神経に支配されています。心筋は横紋を持ちながら不随意筋という特殊な筋肉です。

　1個の運動ニューロンは約100本の筋線維を収縮します。1本の筋線維は直径50～100μmの円柱形をしています。筋線維を構成している蛋白はアクチンとミオシンとよばれます。運動ニューロン先端の筋接合部でのアセチルコリン放出によって筋線維内にはカルシウムイオンが流れ込み、両蛋白をスライドさせ、筋線維を収縮させます。その後の筋弛緩はグリコーゲンやATPなどからのエネルギー供給によりカルシウムイオンを外すことで行われます。筋線維はミオグロビンの差により白筋と赤筋に分かれます。両者では筋収縮のスピードに差が見られます。

　運動ニューロン motor neuron と筋線維の障害は筋力低下 weakness となります。疾患では筋

線維の崩壊による筋ジストロフィー、筋線維の奇形や代謝異常によるミオパチー、運動ニューロンの崩壊によって筋線維が細くなってしまう筋萎縮があります。末梢神経と筋組織の障害ではともに腱反射が減弱し、筋緊張も低下します。

　感覚ニューロン sensory neuron は、嗅覚、味覚は化学物質により、視覚、聴覚、皮膚感覚は物理刺激により感覚受容器が興奮し、それが活動電位となり脊髄、脳幹へ伝達されます。皮膚感覚は体性感覚とされ、触覚、圧覚、固有感覚、温痛覚などがあります。

6. 神経系を支える機構 —血管、脳脊髄液、グリア細胞—

　ここではニューロンを支えるさまざまな機構について説明します。

　神経系にはグリア細胞（神経膠細胞 neuroglia cell）とよばれるニューロンを助ける細胞群があります。グリア細胞の数はニューロンの数をはるかに上回ります。脳では乏突起膠細胞（オリゴデンドロサイト）、星状細胞（アストロサイト）、小膠細胞（ミクログリア）などがあり、脊髄以下ではシュワン細胞があります。

　乏突起膠細胞やシュワン細胞は髄鞘を作ります。7〜8歳ぐらいまでに脊髄の髄鞘は作り終えられます。これによりニューロンの活動電位は40〜50m／秒の速さで活動電位を送ることが可能になります。

　星状細胞は、ニューロンに取り込む物質の選別を行っています。アミノ酸や糖、電解質などごく一部の必要物質のみを通過させニューロンの機能を保護しています。この選択機能は血液脳関門 blood-brain barrier; BBB とよばれ、これにより脳は、浸透圧をはじめ細胞内の化学環境を一定に保っていくことになります。ホメオスタシス（恒常性 homeostasis）の維持です。

　小膠細胞は神経系の白血球です。免疫系に深く関与しています。ニューロンが障害により死滅したときには交代役として出現してきます。

　脳と脊髄は、3つの髄膜 meninges によって保護されています。外から硬膜、くも膜、軟膜とよばれます。くも膜と軟膜の間には脳脊髄液 cerebrospinal fluid; CSF とよばれる無色透明の水溶液があり、わずかな糖やタンパク質、電解質などを含み、脳・脊髄を浮かべ、外力からの物理的影響から脳・脊髄を守っています。

　脳脊髄液は、大脳深部中央の側脳室と第Ⅲ脳室にある脈絡叢とよばれるネット状の組織で作られ、第Ⅳ脳室を通り脳・脊髄の外表に流れ出て、脳膜で吸収されてゆっくりと巡回しています（図2-4）。

　脳への血液は、心臓から頸部前方の2本（内頸動脈）と後方2本（椎骨動脈）の血管で脳に送り込まれています。これらの血管は脳底部で輪状（ウイリス大脳動脈輪といいます）の血管に一度合流し、そこから左右6本（3対）の大脳動脈 cerebral arteries となり大脳に血液を送ります。前大脳動脈、中大脳動脈、後大脳動脈です。解剖学的な関係から中大脳動脈に障害が生じやすい傾向があります。また、左右の椎骨動脈は頭蓋内に入った所で1本の脳底動脈となり脳幹、小脳

に血液を供給しています。そのため、ここでの血流に滞りが生じるとめまいや歩行失調などが生じてきます（図2-5）。

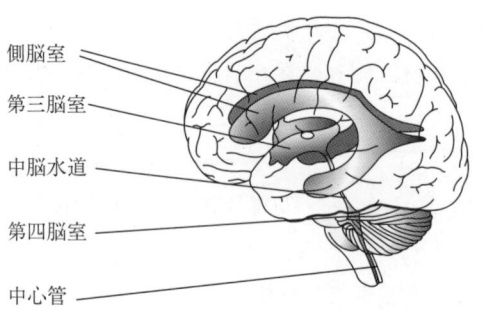

図2-4 脳脊髄液の流れ
　脳脊髄液は無色透明の液体です。側脳室と第3脳室にある脈絡叢で分泌され、第3脳室、中脳水道、第4脳室を通り、くも膜下腔にでて静脈に吸収されていきます。脳脊髄液は一定の圧をもって循環し、脳と脊髄を浮かべています。構成成分では、タンパク質は血液の1/200、糖は血糖の約1/3、細胞は数個/mlです。

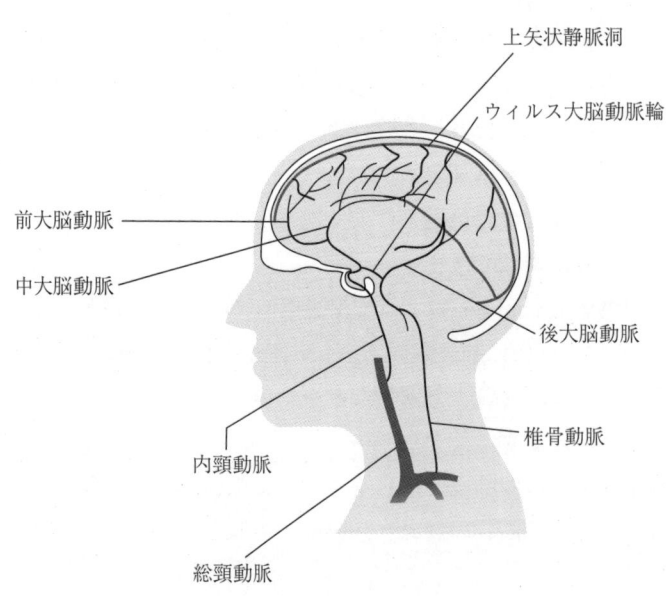

図2-5　おもな脳血管系

第 3 章 感覚と動き（反射）

[ポイント]

　脳は刺激を受けて反応することで育っていきます。刺激の入口は五感とよばれる感覚器です。五感は嗅覚、味覚、視覚、聴覚、体性感覚からなっています。五感からの情報はすべて大脳に運ばれていきます。

　感覚とは、感覚器に生じた感覚細胞の興奮が大脳の1次感覚野のニューロンに興奮が伝えられるまでを指します。感覚は家に例えれば門から玄関口までとなります。門から誰かが入り玄関に来て呼び鈴を鳴らした段階となります。何者なのかはわからないのです。大脳の一次感覚野に発生する誘発電位によれば音や光の刺激から1次感覚野のニューロンが興奮するまでの時間は50〜100 ms前後で確認されています。

　一方、動きは生理的な動きです。動きには反射による動きと大脳皮質運動野の興奮が末端の筋肉に直接的に伝えていく動きがあります。反射は体性感覚からの刺激が脊髄や脳幹に伝えられ、脊髄の介在ニューロンを通して迂回し末梢の運動ニューロンに反射的に伝わって筋線維を収縮する動きです。反射とよばれています。背景のシステムとは関係ない動きです。後者は大脳の皮質運動野と関連する運動領域のニューロンが興奮し、その興奮が下降し末梢の筋線維を収縮する動きです。この場合はもちろん上位の内的プロセスが支配しています。それは次の章で述べる動きのメカニズムで説明することになります。

重要な用語：感覚、視覚、聴覚、体性感覚、感受期、腱反射、平衡機能、筋緊張、姿勢反射

1．感覚 —感覚器から脳の玄関口へ—

　感覚 sensation とは、単に入力されたことを感じることと解釈されます。ここでは嗅覚、味覚、視覚、聴覚、体性感覚のそれぞれについて大脳までの感覚ルートを説明します。

(1) 嗅覚 olfaction

　嗅覚は、魚類などの生物にも備わっている感覚です。刺激は化学物質によって行われます。したがって物理刺激よりはるかに多くの種類となります。鮭やうなぎが生まれた川に成長して帰ってくる行動も水の嗅覚からの本能的な行動です。

　嗅覚は人間の場合、上鼻腔粘膜の嗅細胞によって受けとめられ、その情報は電気信号に変換され、嗅神経を通して頭蓋底の細い孔を通り嗅球に送られ、嗅皮質である梨状皮質 piriform cortex に送られます。嗅皮質のニューロンに到達するまでを感覚とします。刺激は大脳辺縁系の扁桃核とともに記憶されます。この記憶の部位は本能のセンターです。匂いは本能的、動物的であることがこのルートから理解できます。動物実験によれば母乳の嗅覚は生後1～2日で識別されていると考えられています。

　なお、嗅覚ルートは五感の中で脳に直接入力されていくルートを通ります。五感の中では唯一視床を通ってはいかない感覚です。

(2) 味覚 guestation

　味覚は舌の味蕾だけでなく口腔粘膜などからも感覚され、Ⅶ（顔面神経）、Ⅸ（舌咽神経）、Ⅹ（迷走神経）の各脳神経系を通して、脳幹を通り大脳皮質へ送られていきます。

　舌の先端は塩味、奥に行くにつれて甘み、酸味、苦味の順で感じ取られています。大脳では中心溝の内側に位置する体性感覚野の近くで感覚されています。したがって、体性感覚の一種ともいえます。しかし、この感覚も大脳辺縁系との結びつきがつよく、早くから好き嫌いが成立しています。

　なお、嗅覚と味覚は化学刺激のゆえか、かぜなどでは両者の機能が同時に鈍くなっていきます。

(3) 視覚 vision

　光刺激は物理刺激です。光は眼球内の網膜 retina に感知されます。網膜の光受容体は3種の錐体と杆体により構成されており、光は波長によって色として感じることになります。錐体は、波長 560 nm で赤、530 nm で緑、430 nm で青として反応します。この3色とこれらの組合せで脳はすべての色を感知することになります。錐体は光が像を結ぶ黄斑部に集中し視力に関係します。杆体は暗い所での光を感じます。

　なお、外からの光は屈折により網膜に正確に像を結ぶ必要があります。屈折が正確に行われないと、遠視、近視、乱視などが生じます。屈折は眼球内のレンズ（水晶体）を中心に行われます。

　網膜からの光情報は神経節細胞の興奮となり、視神経として視床にある外側膝状体に伝えられます。そこでニューロンを変え、そこから視放線とよばれる神経線維を通して後頭葉の一次視覚野 primary visual cortex に伝えられ感覚されます。この感覚は光の情報が入力されたという段階で、どのような光の内容なのかはまだ明確には知覚することはできません。

　光の情報処理には4つの重要な特徴があります。

第1は、一次感覚野のニューロンには生後から自然な光の入力が必要なことです。光の刺激が1〜2か月遮断されるとせっかく準備して生まれてきたニューロンの軸索伸展が生じなくなります。この場合、一次感覚野のニューロンは萎縮してしまい回復不能に陥ります。皮質盲とよばれます。乳幼児期に受ける光は光の通る道を充実させているのです。赤ちゃんと目と目を合わせ、声をかけることが重要なのです。

 第2は、光の入力方向による影響です。光は神経節細胞で感受され、視神経（第Ⅱ神経）を通して脳へ送られますが、左右の網膜からの光信号は視交叉で2分されます。右方向から網膜に入った光は左の大脳半球へ、左方向からの光は右の大脳半球へ送られていきます（図3-1）。両方向からの光を均等に2分して両半球に送るのではありません。本人からみて右方向からの情報は左脳へ、左方向からの情報は右脳へと送られていくのです。もちろん前方中央から入ってくる光は両半球に入力されます。

 第3は、網膜からの光の量は視交叉上核のニューロンに昼と夜の光として伝えられます。光の減衰は視交叉上核から松果体に伝えられメラトニンmelatoninとよばれる神経ホルモンを分泌させて睡眠・覚醒の概日リズム（サーカディアン・リズム）を誘導しています。朝の光で鳥は巣を飛び出し、夕焼けの光とともに巣に帰るのです。夜になって行動する動物もいます。すべての動物は太陽の光に支配されて行動が規定されています。概日リズムは第5章で触れます。

 第4は、このルートの途中にある視床の外側膝状体の機能です。外側膝状体は光の交通管制の機能をもち、色、形、深み、動きなど種類ごとに信号を分解し、それぞれを後頭葉の一次視覚野（17野）に光情報として送っています。この外側膝状体ニューロンの機能の成長には長い年月がかかります。色、形は1〜3年で判別可能となりますが、動きや3次元の判別は遅れます。動きや立体感覚は5、6歳までの年月が必要となります。幼児の鏡文字や立体像の模写の拙劣さがそれを示しています。

 なお、動く物体などの視覚情報は、3種類の眼球運動を使い分けて脳は目標物をとらえています。動きを追う追跡眼球運動、動くものに無意識に反応しているサッケード運動（急速眼球運動）、焦点を合わせる輻輳運動です。これらの機能も成長に年月がかかります。

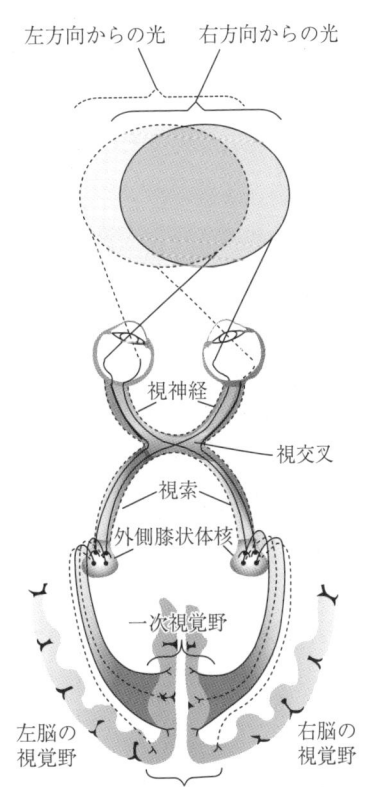

図3-1　視覚の流れ
　網膜に入ってくる光は後頭葉一次視覚野（17野）に入力されていきます。右方向からの光は左脳へ、左方向からの光は右脳へ入力されることになります。もちろん正面からの光は両半球に入力されます。網膜から送られてきた光は視交叉で分かれることになります。分かれた光は左右の視床にある外側膝状体でそれぞれ処理を受け、左右の大脳一次視覚野に送られています。

（4）聴覚 audition

　鼓膜で受けた音波は3つの耳小骨（ツチ骨、キヌタ骨、アブミ骨）から蝸牛内のリンパ液に振動として伝えられていきます。蝸牛内の有毛細胞はこの振動を電気信号に変え、その電気信号は蝸牛神経を経由して延髄・橋に入り、さらに視床の内側膝状体から側頭葉の上側頭回にある一次聴覚野 primary auditory cortex（41野，42野）に送られていきます。

　音も一次聴覚野への刺激が乳幼児期に断絶すると感覚機能は萎縮します。音の基本となる音素への感受性は乳児期の1年で大きく変化しています。音素 phoneme とは音を構成する単位で発音の基本となる部品です。音韻ともいわれます。日本語の音素は外国語に比して母音や破裂音など種類の少ない特徴をもちます。音素が合成されて音節 syllable になります。カやタはkとaの合成です。すなわちkは音素、カは音節となります。

　感受する音素の種類は環境での音刺激の内容によって必要な音素に感受機能が減少していきます。オオカミに育てられたカマラの少女が人間の言葉をほとんど理解できなかったことがこれを物語っています。逆に、音素を異なって話す、すなわち母語が異なる両親のもとで育つ子どもはバイリンガーのすばらしい使い手に育ちます。音素の育ちは胎児期後半から始まるようです。音素は内側膝状体の機能に結びついていると考えられています。妊娠中のお腹の赤ちゃんへの話しかけは重要です。このことは第8章の言語の章で再び触れます。

　人間が音として感知できる周波数は20～20,000ヘルツの範囲です。ヘルツ（Hz）とは1秒間に振動する周波数です。しかし、会話音の範囲は狭く、500～5,000 Hz とされています。さらに加齢とともに高音での感度は悪くなり、30歳で約15,000 Hz、60歳で8,000 Hz までに低下します。一方、音の大きさにはデシベル（dB）という単位が使われます。音の強さを意味します。物理的には単位面積を単位時間で通過する振動のエネルギーと定義されます。耳の感度がもっともよい20歳で聞き取れる最小の音を0 dB とします。聞きやすい音量は60 dB です。ひそひそ会話は20 dB となります。100 dB でも聞えない場合を高度の難聴（聾）とします。なお、dB の単位とフォーンの単位は100～1,000 Hz で一致するものとして使い分けられます。人の声や楽器の音色は倍音の混合によって作られています。

　一方、内耳には前庭と半規管があり、これらは平衡感覚 sense of equilibrium として機能しています。前庭と半規管内のリンパ液が引力や身体の動きによって管内を動くことにより平衡感覚細胞が興奮し、その情報が前庭神経を通して脳幹・小脳に送られることで感知されていきます（図3-2）。前庭は水平の傾きと垂直の傾きを感知し、半規管は頭の回転運動の方向と速度を感知しています。マット運動での側転は前半規管が、鉄棒の前回転は後半規管が、バレーやスケートなどの軸回転は外側半規管が感知しています。ここの機能も脳幹の成長に影響されます。3か月になり赤ちゃんの頸がすわるのは脳幹の平衡機能が成長したからです。この機能は反射的です。

　先天性の聾の場合、蝸牛機能だけでなく前庭機能も障害を受けた場合には粗大運動での立位化が遅れ、成人になっても平衡運動には困難が伴います。

　なお、蝸牛神経と前庭神経を合せて第Ⅷ脳神経の内耳神経といいます。

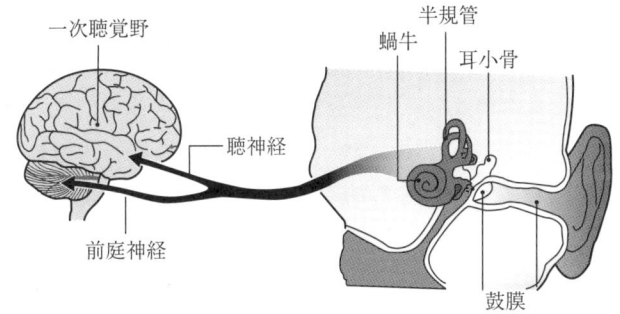

図3-2　聴覚の流れ
内耳には蝸牛という音をキャッチする器官と身体の傾きをキャッチする半規管とよばれる器官があります。鼓膜でキャッチされた音の振動刺激は蝸牛内の感覚細胞を興奮させ、蝸牛神経として脳幹に入り、視床の内側膝状体を経由して大脳の1次聴覚野（41野）に伝わっていきます。なお、脳幹で左右の音は混合されています。半規管内の前庭感覚細胞は身体の傾きによって管内を動くリンパ液の流れにより興奮し、前庭神経として脳幹、小脳に伝えられます。

（5）体性感覚 somatic sensation

体性感覚とは皮膚にある触覚、温覚・痛覚、圧覚、振動覚などを指します。表皮にもっとも近いのが触覚で、温痛覚、圧覚と順に深い位置に感覚細胞があります。また、関節や筋にはそれぞれの組織の伸張、すなわち運動によって反応する固有感覚（運動感覚）が存在します。これらは合わせて体性感覚とよばれています。また、内臓にも内臓感覚とよばれる感覚器があります。これらにも年齢による機能の成長があるようです。新生児が生まれて最初に発するうぶ声は皮膚刺激による誘発とされています。

これらの感覚情報は脊髄（顔面では三叉神経から脳幹）を上行し視床に投射され、さらに大脳の中心溝の後部に広がる一次体性感覚野 primary somatosensory cortex に送られていきます。一次体性感覚野では足・躯幹の感覚は頭頂部で、顔、手、舌の感覚は側頭部で受けとめられています。

体性感覚の特徴的なことは、一次感覚野で受容する皮質領域が実際の身体上の面積とは大きく異なることです。手、指、口、舌の感覚領域が異常に広く分布しており、躯幹や下肢の領域が極端に小さい領域となります（図3-3）。手指や顔・舌からの情報が躯幹に比べ重要だから受けとめる領域を広くしているのでしょう。この比率はホムンクルス homunculus の不自然な姿として有名です。

なお、内臓感覚は視床 → 視床下部のルートで自律

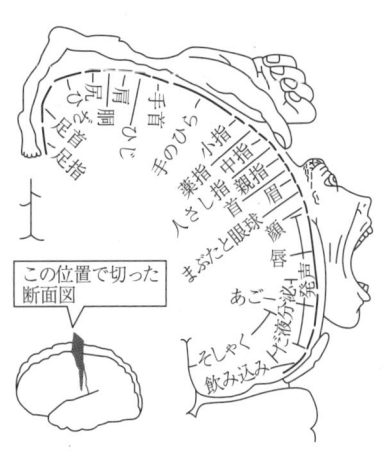

図3-3　皮質の体性感覚野
大脳皮質の体性感覚野（19野）は大脳の前頭葉と頭頂葉を分ける中心溝という大きな脳溝の後方に広がっています。興味深いことは、刺激を感知する場所が下肢や躯幹の領域で狭く、手、舌、口の領域で広く目立ちます。情報を処理する量に応じて面積が広くなっているのでしょう。この面積的にいびつなパターンはホムンクルス（卵子や精子に住んでいる想像上の小人）の絵として有名です。なお、中心溝の前に広がる一次運動野も同じように面積的にいびつになっており、手、舌、口の領域が広く目立ちます。

神経系での調整を受けています。

　筋肉内の筋紡錘と腱内の腱紡錘の回路網も特異的です。筋肉や腱内の固有感覚の情報は直ちに脳幹・小脳に送られ、平衡維持の反射として脊髄を下降し、身体の位置のたて直しに機能しています。姿勢の立ち直り反射とよばれます。また、脊髄内では介在ニューロンにより収縮する側と弛緩する側（拮抗筋とよばれます）の筋肉の緊張を逆にコントロールしています。次に述べる動きの共同作業です。

2．動き —反射—

　"動き"は、英語では movement となります。動きのメカニズムは階層的です。もっとも末端にある動きは末梢の運動ニューロンによる筋収縮です。次は脊髄と運動ニューロンで作られる反射となります。いずれも生理的な動きです。この反射の上位に位置するものが大脳の皮質運動野からニューロンの興奮が下降し脊髄の運動ニューロンを動かすシステムです。この動きは大脳からの運動の基本となります。これは次の章で説明します。

　反射 reflex は感覚ニューロン、脊髄・脳幹、そして運動ニューロンによって作られる回路的動きです。何らかの刺激により生じた感覚ニューロンの興奮が上行し、脊髄や脳幹に入り、そこの介在ニューロンを介して同じレベルの運動ニューロンに興奮が伝わり、その興奮が下降し筋線維を収縮させる動きです。これは反射とよばれます。腱反射と姿勢反射に分かれます。

　腱反射 tendon reflex の代表は膝反射です。打腱器により膝関節が叩かれた際に膝の前面にある大腿四頭筋の腱が伸展し、腱内の腱紡錘が興奮し、それが上行し脊髄に入り、脊髄の介在ニューロンを介して同部位の運動ニューロンに活動電位をおこさせ、その活動電位が下降し大腿四頭筋を収縮させ、これによって下肢がピンと動きます。これは"動き"のもっとも基本的なもので、運動系の根底に存在する動き、すなわち原始的な動きです（図3-4）。光が突然に網膜に当てられた時に眼をつぶる瞬目反射、背中をくすぐられた時に思わずその側に脊中を曲げる反射、鳥が電線にとまるとき、鳥の指が電線にさわった途端に指が把握する把握反射も同じです。この場合の興奮のスタートは皮膚や網膜の感覚細胞です。

　新生児の動きには末梢の感覚ニューロンから脳幹・脊髄を迂回して筋線維が収縮する動きがみられます。これは姿勢反射 postural reflex とよばれます。代表的な反射はモロー反射 Moro reflex です。モロー反射は赤ちゃんの首を急に後に倒すことで赤ちゃんが両上肢をびっくりしたように万歳し、その後ゆっくりと腕を胸に抱え込む姿勢反射です。びっくり反射ともよばれます。このような紡錘細胞から脊髄を迂回し筋肉を緊張させる反射機構は筋肉に一定の緊張を維持させることにもなります。筋緊張（筋トーヌス muscle tone）とよばれます。なぜ赤ちゃんは丸い姿勢をとるのか、なぜ関節の屈伸には一定の制限がかかるのかの説明になります。関節可動域（ROM）といいます。

　乳児期から学童期にいたる運動発達は姿勢反射の抑制とその利用により発達していくともいえ

ます。粗大運動から巧緻的、平衡的な運動への発達です。具体的には頸の座り、座り、立ち、歩行、走り、身体の回転などとなります。すなわち、生後4～6か月になるとモロー反射は出現しにくくなり、それと同時に赤ちゃんの頸は座り、寝返りもできるようになります。上位の神経機構や内耳の平衡機能が立位姿勢へのコントロールを始めたことになります。

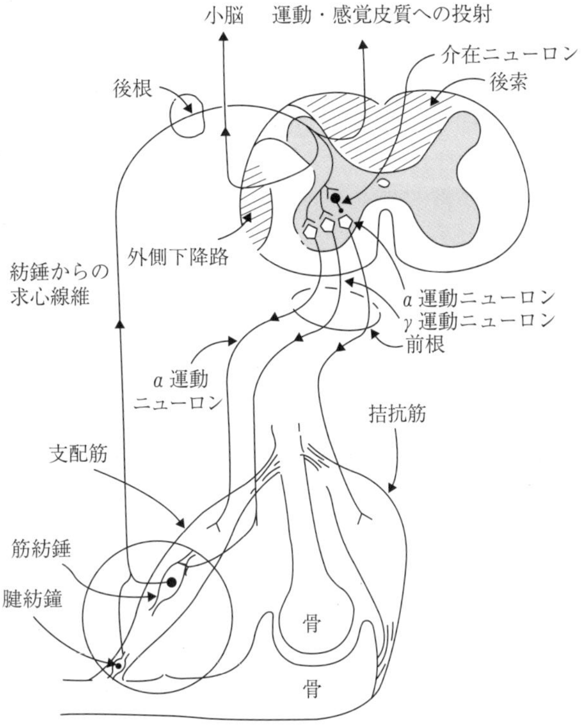

生後10か月になると姿勢反射は次のステップへ発達します。赤ちゃんの躯幹を空中に持ち挙げ、児を前方にゆっくりと倒しますと赤ちゃんは両上肢を伸ばし、自分を守るかのように反応します。これはパラシュート反応 parachute response とよばれます。この出現とともに乳児はつかまり立ちを始めます。歩行の準備ができたことを意味します。このような運動発達は新生児の原始反射が上位のニューロンの成熟により抑制されるからと説明されます。

一方、成人のダイナミックな運動は逆に姿勢反射の利用となります。やり投げや砲丸投げのスタート時に選手が投げる方向に上腕を伸ばすのは原始反射と同じ姿勢です。緊張性頸反射 tonic neck reflex の姿勢です。この姿勢からの筋収縮がもっとも高い効率をあげるのです。

また、運動機能の中では基本的な反射も存在しています。歩行時の下肢の交互運動は無意識の歩行ですが、これは脊髄の自動的な交互の反射によって行われています。交叉性伸展脊髄反射とよばれます。運動ニューロン、紡錘系ニューロン、脊髄の介在ニューロンが関与して相互的な運動となる反射機構です。

これらの運動にみられる生理機構は中枢神経系のリハビリテーションでも利用される重要な姿勢反射となります。

図3-4 反射の機構

脊髄からでる運動ニューロンにはα運動ニューロンとγ運動ニューロンがあり、前者は筋線維に、後者は筋肉と腱にある紡錘細胞に連結し、それぞれの筋線維を収縮させています。紡錘細胞からは感覚線維が脊髄に上行し、脊髄内の介在ニューロンを経由して拮抗筋の筋収縮をコントロールしています。屈伸運動での自働的コントロールです。

紡錘細胞の存在は腱反射となります。打鍵器で関節の近くの腱が叩かれると腱とそれに連動する筋に伸展が生じます。その伸展により紡錘内の感覚ニューロンが興奮し、それが脊髄を上行し、前角部の運動ニューロンに伝えられ支配筋を収縮させ、反射運動となります。代表的な腱反射は膝の膝反射と足関節でのアキレス反射です。

第 4 章 知覚と動き（運動行為）

[ポイント]

　知覚することも、内的要求に指令される動き（運動行為）も玄関に立っている人物の誰かがわかり、ここで話しが行われ、来訪の目的が達せられ、客も家人もそれぞれの立場で納得できた段階といえます。

　知覚は心理学でよく使われる用語で、入力されてきた刺激を過去の記憶と関係づけて意識するものとされます。

　知覚は1次感覚野に入力された情報が2次感覚野に伝わり、その情報が近接している連合野によって過去の記憶と比較され大まかな判断をする段階と考えられます。

　一方、下行ルートも反射より複雑な動きで運動行為となります。なお、より広い概念には行動があります。運動行為と行動とのきちんとした区別は困難です。ここでは機能面での関与が大きいものを運動行為、心理面での関与が大きいものを行動として話しを進めます。したがって、運動行為は行動より関与する回路網の範囲が限られています。それに対して行動は内容が社会性など高度の判断レベルまで広がり、さらに大脳辺縁系の感情や思考などの機能も関与し、心の動きとなってきます。このことについては第9章でふれていきます。

重要な用語：知覚、錐体路、錐体外路、まひ、失認、失行、右脳、左脳、片側優位性

1. 知　　覚

　知覚 perception は感覚された情報の意味を知ることになります。理解とほぼ同じ概念です。2次感覚野は1次感覚野の近くにありますが、両者の違いは情報処理網の差にあります。1次感覚野からの情報の送り先は限られており2次感覚野のみに送られ、そのほかの領域には送られて行きません。一方、2次感覚野のニューロンは情報を左右の大脳半球をはじめ多くの連合野と回路網を形成して判断することになります。すなわち、1次感覚野のニューロンは神経生理学上では感覚器からの延長線上にあり感覚とされ、2次感覚野はつぎに続く連合野との窓口となり、知覚へと進むことになります。両者の皮質構造も異なっているといわれています（ヤコブレフ P.I.

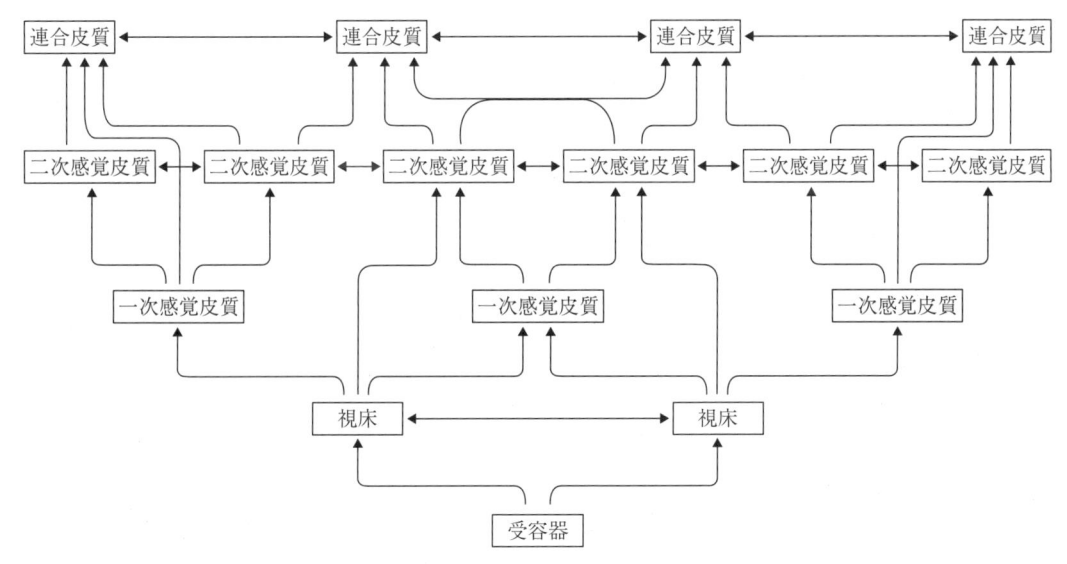

図4-1 感覚受容器から知覚へのルート
　5つの感覚器からの情報は視床で処理された後に一次感覚野へ入力され、その後、それぞれの周囲にある二次感覚野、さらに連合野に入力されていきます。この回路網は階層的ではあっても分離・並列的に連結し、より複雑な回路を作って知覚機能を充実させていくことになります。

1969)。すなわち、感覚とは1次感覚野までであり、知覚はその先の回路網から得られる理解となります。知覚される内容の深さにはいろいろな程度がありますが、プラスかマイナスかといった比較的単純な判断での知覚は、300ms前後の潜時で陽性に振れる波形で確認されます。この波形は事象関連電位 event related potential ; ERP とよばれています。知覚の初期段階のレベルに一致すると考えられています。

　ここでは視覚や聴覚など感覚器の受容体から連合野に上行するルートの基本を説明します。感覚器から知覚の連合野に至るルートには視床、一次感覚皮質、二次感覚皮質の各段階でニューロン回路網がより複雑なプロセスに広がっていくことになります（図4-1）。当然、この過程には記憶や情動のニューロンとの回路網も存在します。

　知覚については2つの特徴があります。年齢的発達と大脳半球の優位性です。

　視覚や聴覚での知覚の年齢的発達については第3章の視覚で述べましたように視覚においては、視床の外側膝状体から振り分けられた視覚刺激は、形や色を見る能力からスピードや奥行き、表情など3次元を見る能力へと発達します。3、4歳の子どもは図形をまだ直感的に見ていますが、6、7歳になると図形の輪郭を追うようになり立体像が描け、学童期も10歳を過ぎると図形や絵を空間内のバランスとして特徴的にとらえ、字も枠内におさまって書けるようになります。なお、乳児の視覚情報の記憶については、乳児は10か月を過ぎるとおもちゃや絵などの視覚刺激を記憶できるようになります。人見知りの開始です。しかし、この時期の視覚記憶は大脳辺縁系を除いて後で述べる長期の記憶とはなりにくいようです。

　聴覚の発達は言葉の理解力です。このことについては第8章の言語と脳でも説明しますが、音

素の成立、音節の成立、単語理解の側性化の順に発達します。前半の成立には内側膝状体の成長が関与します。

なお、二次視覚野での情報処理には明暗や色のコントラストの差に錯視 visual illusion とよばれる現象がおこります。同じ青色でも背景の色が濃い場合と薄い場合では薄い背景の方でより青く見えます。所々で空白化させた字や図では、その間に他の色をおくと読めなかった字がつながって読めるようになります。

また、聴覚についても、雑音が入り混じって聞えなくとも聞きたい音の流れをスムースに追随できることが生じます。この現象は雑音が連続して挿入されている中でも特定の音を聞き取れる機能となります。逆に、録音テープに取られた会議の話は聞き取りにくくなります。ここでは音源の位置が関与しています。場所を異にする音が耳介や頭部の位置で音源を外部に定位して聞き取っているからと説明されています。

2．動き（運動行為）

脳からの直接的な動き movement は運動行為ともいえます。英語では act もしくは action となります。皮質運動野のニューロンの興奮が脊髄前角にある運動ニューロン（下位運動ニューロン）に伝えられ、そのニューロンが支配する筋線維を収縮させ、動きとして表出するルートを基本とします。しかし、この運動には目標が伴います。従って、そこにはいろいろな修飾が加えられていくことになります。また、この運動にはさらに運動を行う内的意図もあります。内的意図には外からの刺激を理解し、反応を計画し、運動行為を作るレベルです。内容としては高いものです。次章で述べる行動となります。ここで述べる動きはその内的な目標はすでに決まっており、目標への調節というレベルとなります。しかし、行動と運動行為とをきちんと区別できる境界はありません。

調節される運動行為には、古典的には錐体路 pyramidal tract、錐体外路 extrapyramidal tract という概念で区別されてきました。理解のしやすさからここでもこの２点から説明を行います。

錐体路とよばれる動きは、皮質運動野（一次運動野）motor cortex（4野）の前方に位置する前運動野 premotor cortex（6野）と補足運動野（6野）supplementary motor cortex との共同作業により行われます。前運動野は運動の連続と準備に関与し、補足運動野は運動の協調と一部の計画に関与しています。皮質運動野から視床-脳幹を経由して脊髄前角細胞に下行的に伝えられる直接的な動きは脊髄内で調節される筋緊張のシステムと深く結びついています。皮質運動野は中心溝 central sulcus のすぐ前に広がります。皮膚感覚で述べましたように皮膚運動野の面積配分も口や舌、手に広く、足や躯幹で小さくなっています（ホムンクルスの絵）（図3-3）。興味深いことはこの皮質ニューロンは学習と関連しており訓練により肥大化していくことがわかっています。

錐体路の動きをその目的に沿って調節するのは、基底核、脳幹、小脳です。基底核の中の黒質

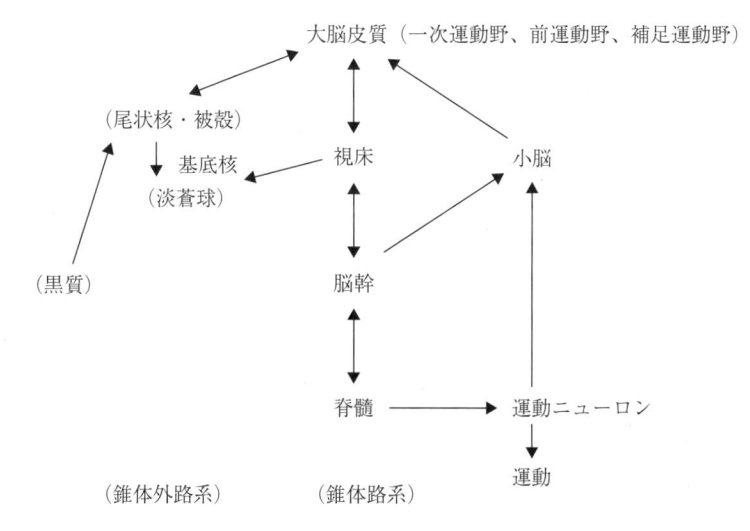

```
                    大脳皮質（一次運動野、前運動野、補足運動野）
                           ↑   ↑      ↑
              （尾状核・被殻）  │      │
                    ↓        ↓      │
                   基底核 ← 視床    小脳
                  （淡蒼球）  ↑    ↗
                            │   ／
          （黒質）          脳幹
                            ↕
                           脊髄 ──→ 運動ニューロン
                                      ↓
                                     運動
           （錐体外路系）   （錐体路系）
```

図4-2　動きのメカニズム

　内的要求によって計画され指示される運動行為は動きとして、前運動野（6野）、補足運動野（6野）、一次運動野（4野）によって具体化され、運動系の神経興奮としてスタートします。図のように直線的に下るルートは途中、基底核のニューロンと脳幹・小脳のニューロンにより複雑な修飾を受けていきます。脊髄の前角部でニューロンを変えた運動出力は末梢神経の運動ニューロンに伝えられ、脊髄の介在ニューロンとの協調により運動行為となります。なお、表出されていく運動は紡錘細胞を通してたえず小脳に送られ運動目的に合致しているかが調節され続けます。
　大脳皮質からの直線的な経路で伝わるルートはかって錐体路とよばれ、基底核や小脳からの調節を受ける経路は錐体外路とよばれてきました。

−尾状核・被殻（合わせて線条体）ループは早い動きの調節、淡蒼球はゆっくりとした動きや姿勢の調節をします。一般的には、前者は筋緊張を落とし、後者は高めます。ここで表出される運動行為は視覚と筋・腱の紡錘体からのチェックを受け、紡錘体からの情報は上行性のルートにより小脳が受け、動きの補正をしていくことになります。巧緻性を高めるともいえます。このような運動行為のプロセスは図4-1に書かれている感覚器から知覚へのルートを逆に流れるルートとして考えるとよく理解できます。
　しかし、現実の運動行為は知覚の逆ルートとして考える以上に複雑です。臨床的には皮質−視床−脳幹−脊髄ルートを錐体路とし、基底核・小脳の関与を錐体外路として臨床的に判断していくことが便利です（図4-2）。前者は随意運動、後者は不随意運動ともいわれます。
　随意運動の障害はまひ（麻痺）paralysis または palsy となります。まひとは、随意筋の機能不全もしくは機能消失を指します。しばしば錐体路徴候 pyramidal sign を伴います。錐体路徴候とは、腱反射の亢進と皮膚反射の消失、そしてバビンスキー反射 Babinski reflex（病的反射）の出現で確認されます。皮膚反射は、腹部を外側より中央線に向かって先の尖ったもので軽くなぞると表在筋が収縮する反射や男性の下腹部の内腹部を軽くなぞると睾丸が挙上する反射を云います。バビンスキー反射は、足裏の外側部を踵から足の小指に向かって同様に先の尖ったものでこすっていくと拇趾が背屈する反射で、通常では出現しない病的反射です。
　小脳・基底核に関与する異常運動には、目標にうまく達しないアタキシア ataxia、落ちつきの

ない踊るようなスピードのある舞踏病様運動 chorea-form movement、奇妙な姿勢を伴いゆっくりと虫が這うようなアテトーシス athetosis、四肢を振り回すようなバリスム ballism などがあります。不随意運動とよばれます。アタキシアは小脳に、舞踏病は線条体に、アテトーゼは淡蒼球に、バリスムスは視床下核になんらかの病的状況が生じていると推測することになります。これらの異常運動は臨床的に錐体外路徴候 extra-pyramidal sign とされます。

なお、知覚や運動行為での内的意図の加味された神経学的理解については次の失認、失行の病態から理解することも重要です。神経心理学的理解とされます。

3．片側優位性

大脳半球の特徴については右半球と左半球によって機能上での優位性があります（図4-3）。半球優位性 cerebral dominance とも、片側優位性 cerebral lateralization of function ともいわれます。機能偏在の原則は、右半球は視空間性の認知を優位とし、左半球は言語と複雑な運動を優位としています。

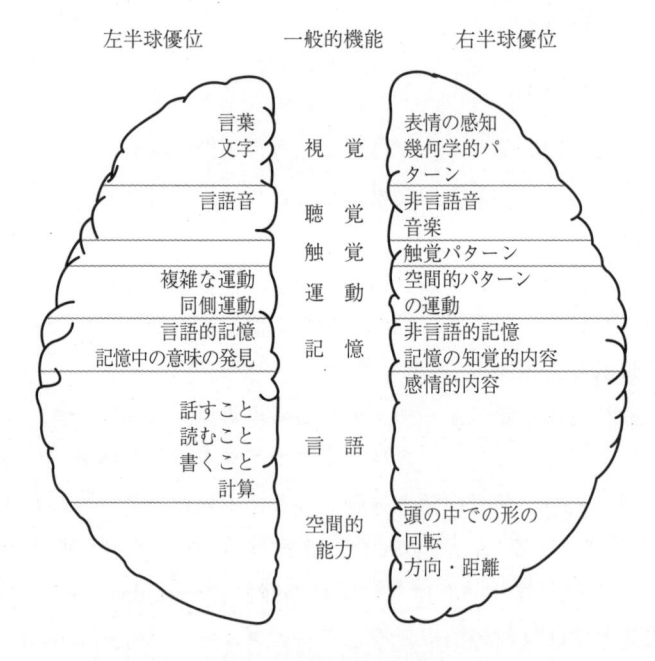

左半球優位	一般的機能	右半球優位
言葉 文字	視覚	表情の感知 幾何学的パターン
言語音	聴覚	非言語音 音楽
	触覚	触覚パターン
複雑な運動 同側運動	運動	空間的パターンの運動
言語的記憶 記憶中の意味の発見	記憶	非言語的記憶 記憶の知覚的内容 感情的内容
話すこと 読むこと 書くこと 計算	言語	
	空間的能力	頭の中での形の回転 方向・距離

図4-3　大脳の片側優位性
　左右の大脳の機能差は脳機能の分化という現象です。側性化ともいわれます。左右の脳については、左半球は情報を分析的、逐次的、論理的に処理する能力に優れ、話す、書く、読む、計算するセンターとなります。すなわち左脳は象徴的、記号的な処理を行います。一方、右半球は情報を同時的、リアルタイム、全体的に処理する機能、視空間的知覚、音楽や表情認知に優れています。右脳は時間の観念を持たず、過去、現在、未来を行ったり来たりしているようです。
　この側性化は男性で目立ち、女性で目立ちません。したがって情緒的な面では女性が高い能力を持ちます。
（ピネル。バイオサイコロジー. 2005 より改変）

右半球では、視空間的パターンの認知の他、表情の理解、音楽認知の3点で優位性があります。空間の理解は幾何学的知覚、頭の中での形の理解、方向の理解など、感情理解は表情や気分の感知力、音楽認知はメロディーの認知力などです。右半球は未経験あるいは新しい課題でも右半球が優位に働きます。

　これに対して左半球では、言語の章で述べます言語力、計算力、そして微細な運動能力で優位性があります。学習後の訓練された内容も左半球が優位にたって処理を行っています。

　これらが知られるようになったのは、てんかん治療のために脳梁切断をうけた患者さんの分析や脳梁の欠損している患者さんの神経心理学的研究から明らかにされてきました。分離脳 split brain の研究です。先天的に脳梁の切断されている人に正面をじっと見詰めさせ、右方向から瞬間的にりんごの絵を見せて、名前をきいてもいえないのですが、机の上におかれた果物の中から先ほど見た果物を取るように命じますとりんごを取れるのです。このような患者さんの研究などから人間の脳には片側優位性のあることがわかってきました。

　大脳の左右半球の機能差については生物的要因と心理的要因が複雑にからんでいます。

4．知覚・行為の崩れ ―失認と失行―

　知覚の崩れは失認 agnosia とよばれます。失認には、日常的なものでも見ただけではそれが何であるかわからない場合を視覚失認、犬の鳴き声やベルの音は聞こえていてもそれが何の音かわからない場合を聴覚失認、物をさわってその形はわかってもそれが何であるかはわからない場合を触覚失認、さらに特異な失認として半側の空間や身体を無視する半側空間無視、半側身体失認などがあります。

　病巣は、ブロードマンの領域でいえば視覚失認は後頭・側頭葉皮質（18、19、21、37野）聴覚失認は側頭葉（21、22、37、41野）、触覚失認は後部頭頂皮質（5、7、39、40野）が責任病巣として報告されています。それぞれでの半側失認はそれぞれの反対側の半球が責任病巣となります（図4-4）。なお、右半球の頭頂葉の場合には半側空間無視が現れます。右頭頂葉で自分の周りの空間と物体の位置や形の情報を処理しているからです。

　言語系の失認に関しては、失語 aphasia、失読 alexia、失書 agraphia などがあります。これらの病巣については上に述べた失認と次に述べる失行とが重なり合って生じます。このため言語系の問題は「読み書きの問題」と病態を統合して考える方向で研究が進んでいます。この点については第8章の言語の章であらためてふれることにします。

　なお、失書、失算、手指失認、左右失認をおもな症候とするゲルストマン症候群とよばれる特異な障害があります。病巣は優位半球の頭頂葉の側頭葉境界が疑われています。

　表出側の崩れは失行 apraxia とよばれます。失行とは感覚消失、まひ、脱力がないのに随意運動ができない状態と定義されます。行動の企図的な側面での障害です。通常、失行は利き腕との関係でいえば優位半球である左半球の脳障害と理解されます。

失行には、理解できているが命じられたように動けない観念失行や動作失行、シャツとわかっていても着衣がうまくできない着衣失行、ジェスチュアを模倣できない模倣失行、眼球運動が指示されたとおりに動かない眼球運動失行などがあります。ここでも言葉が不明瞭な構音障害、計算がうまくできない失算など失認と失行が重なり合ったような障害があります。

　病巣診断はしばしば困難ですが、観念失行は左頭頂葉後部、着衣失行は右後頭・側頭葉などの連合野が障害に関与しており、さらに左右の大脳半球連合野での協調困難や、視床、基底核なども関与していると考えられています（図4-4）。

　なお、失認や失行の回復については、幼児期の脳であれば対側の大脳皮質に新しいシナプス結合を再生させることができると報告されています。言葉に関しても10歳の障害までは反対側の言語野に移動できるといわれます。知覚・行為レベルでの回復は若年者の脳損傷ほど再生の可能性が高いといえます。

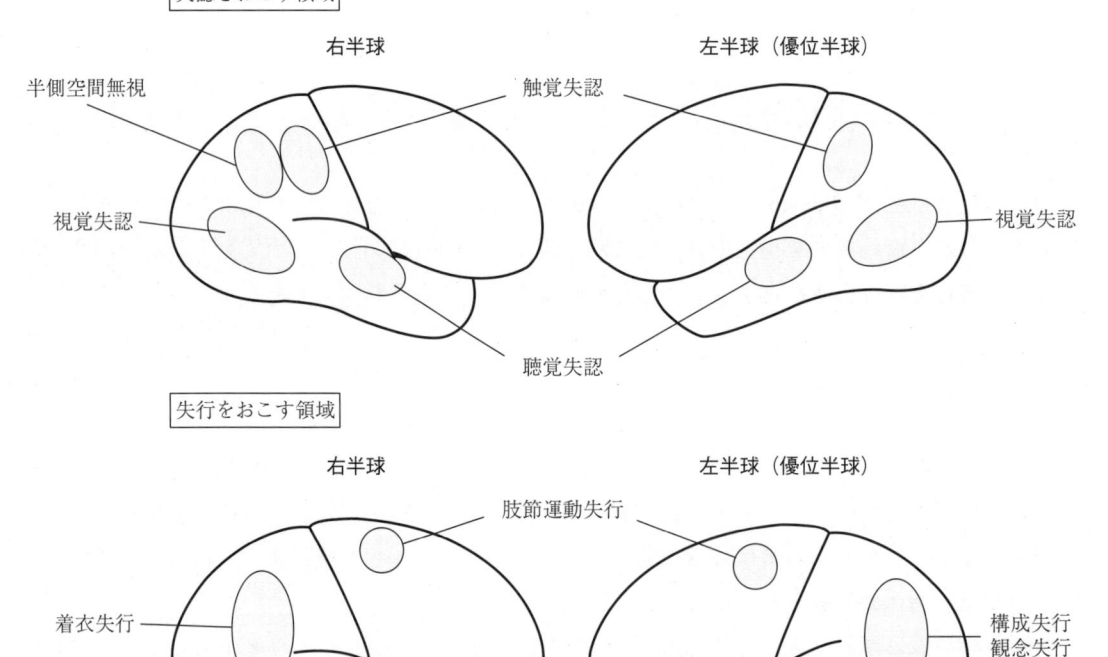

図4-4　失認と失行の病巣

　失認とは知覚の障害です。触覚失認はボールを触ってもボールとわからない、視覚失認はボールを見てもそれがボールとわからない、聴覚失認はベルの音を聞いても何のベルの音かはわからない状態を指します。なお、失認には半側空間無視という特異な失認がありますが、これは右半球の頭頂葉障害によって発症しています。
　失行とは表出される動きの障害です。肢節運動失行はボタンや箸が使えない、構成失行は積み木が組み立てられない、観念失行は歯ブラシをうまく使えない、着衣失行はうまく衣服をきれないなどの状態を指します。なお、肢節運動失行、構成失行は左右半球の障害がそれぞれの支配領域での手足で生じますが、着衣失行は右半球、観念運動失行は左半球（優位半球）の障害で発症しています。

第 5 章
意識・注意と脳 ―(脳幹)網様体賦活系―

[ポイント]
　これまで脳のしくみの説明は入口と出口とそれらに近い部分という考えで両者が少しずつ中心部に迫る方向で説明を行ってまいりました。しかし、知覚と行為の間にはまだまだ大きな溝があり、そこにはいろいろなシステムが関与しています。残念ながら、それを系統だって説明することはまだできていません。ここからは視点を変えてその間を取り持つ機能を特徴的な機能として取り上げ、説明していくことにします。
　まず、認知や学習の機能でしばしば登場する意識や注意という言葉です。この機能の神経学的な理解は重要です。意識と注意の関与によって学習は効果があがり、認知の回路網は成長していきます。意識や注意を集中できない学習は習得効果を挙げることができません。また、社会人としての仕事も意識や注意ができないと目的を達成することができません。
　意識も注意もその機能の中心は脳幹にあります。(脳幹)網様体賦活系とよばれています。

重要な用語：意識、注意、(脳幹)網様体賦活系、意識混濁、脳波、レム睡眠、ノンレム睡眠、サーカディアン・リズム、アセチルコリン、モノアミン

1. 意識とは

　意識 consciousness は脳幹の脳幹網様体賦活系 brainstem reticular activating system とよばれる機能でコントロールされています。網様体賦活系ともよばれます。この名称は脳幹部のニューロンが網の目のように観察されることから付けられています。この機能はマグーン H.W. (1963) によって明らかにされました（図5-1）。
　この意識の系は覚醒状態においてさまざまな感覚情報を大脳皮質に広く投射しています。投射にはすでに述べました化学伝達物質が関与します。意識は知覚、思考、記憶を根底で支えている生理機構です。
　意識には、覚醒・非覚醒という生理的、質的といった水準的な意識と、感覚的、感情的といった能動的な意識があります。両者とも英語では consciousness となります。

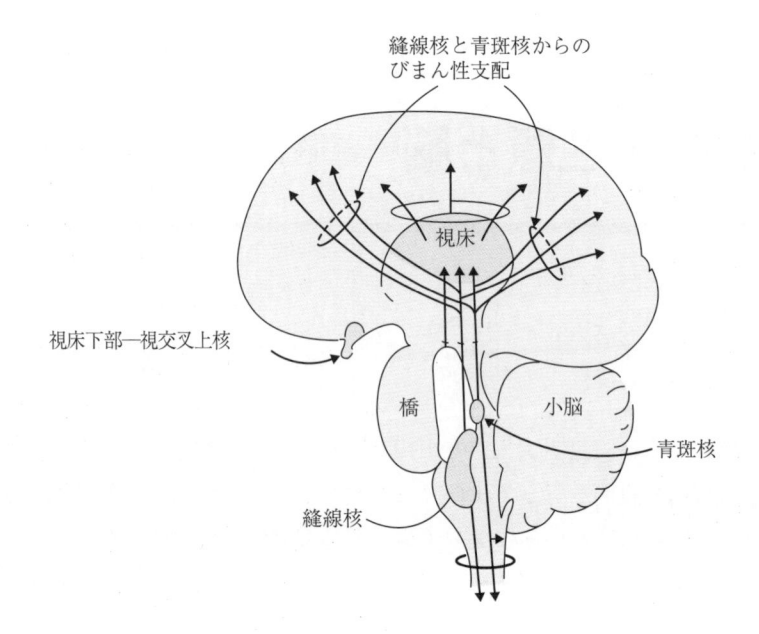

図5-1　網様体賦活系

　意識とは身体から受けるすべての情報が脳幹網様体と視床のニューロンによって大脳皮質や辺縁系に伝えられているシステムを指します。意識の維持には青斑核のノルエピネフリンや縫線核のセロトニンが大きく関与します。ノルエピネフリンはレム睡眠の導入を先導し、セロトニンは覚醒状態やノンレム睡眠と関係します。青斑核からのノルエピネフリン産出が低下しますとうつ状態になり、縫線核が障害をうけると不眠症になります。

　なお、視床下部—視交叉上核は睡眠—覚醒周期を調整しています。(Barker, R. A. & Barasi, S. 1999　一目でわかるニューロサイエンスより)

　水準的意識とは意識の清明性であり、一方を覚醒 arousal、他方を生理的な場合に睡眠 sleep とし、病的な場合に意識混濁（clouding など）とします。

　意識混濁はその重症度の評価が生命の維持にとって重要な情報となります。この重症度はわが国では3-3-9度方式（太田）が、欧米ではグラスゴースケールが利用されています。もっとも重い意識混濁は昏睡 coma です。太田の分類では300となります。昏睡は皮膚に痛みを加えても意識に変化がみられないことで判断されます。

　意識の質的障害は意識変貌やせん妄 delirium、もうろう状態 twilight state などと表現されます。視床—皮質系の機能低下が中心となります。

　もう1つの能動的意識は、感覚的、感情的な意識です。網様体賦活系からの刺激を受けとめる側、すなわち大脳皮質連合野との相補的な機能となります。明確な意識とは自分自身の精神活動や身体活動に気づいている状態とされ、後に述べる意志や思考の底辺となります。また、これは意識的あるいは自我意識 self-consciousness とされる心理的概念でもあり、自覚につながります。この意識はあとで述べる学習の効果や人格とも重なっていきます。

　網様体賦活系での化学伝達物質にはノルエピネフリン（覚醒物質）、セロトニン（睡眠物質）、ドパミン（精神活動の均衡）が深く関与します。3者とも脳幹部のニューロンから前頭葉、基底核、脳全体に広く放出されています（p.48参照）。

2. 意識と脳波

　生理的な意識の水準を客観的に示してくれるものは脳波 electroencephalography; EEG です。成人の覚醒状態での脳波は閉眼で後頭部に 8〜13 Hz の α 波と呼ばれる律動的な波がみられます。不思議なことにこの α 波の出現するメカニズムははっきりしていません。この α 波は開眼すると消え、13〜30 Hz の β 波に変わります。なお、幼い年齢では α 波の周期は遅くなり、中心は 4〜7 Hz の θ 波となります。脳波の周波数は年齢とともに成長し α 波となるのです。したがって、周波数は回路網の成長と相関しているといえます（図 5-2）。

　一方、β 波は開眼状態で出現しますが、精神的緊張によっても出現します。ともに外部からの刺激が多くなっています。また、35〜75 Hz の波は γ 波ともいわれています。いろいろなことを考えている時に出現するとされています。速波は後述する注意の機構と関係が深いようです。

　睡眠状態での脳波は振幅が高くなり不規則な徐波が続きます。この状態は徐波睡眠 slow wave sleep とよばれます。この徐波の周波数は睡眠の深さに比例して緩やかになっていきます。周波数のもっともゆるやかな 1〜3 Hz の波は δ 波とよばれ、この混入の量的な程度から睡眠の深度が推測され、睡眠ステージ 1、2、3、4 と評価されます。なお、睡眠ステージ 2 や 3 では紡錘波とよばれる睡眠時に出現してくる特徴的な波がみられます（図 5-2）。覚醒時、睡眠時を問わず脳波は原則的には左右対称的に出現します。

　病的な意識混濁の場合も脳波は徐波となりますが、紡錘波が消失します。徐波は意識混濁が強いほど目立ってきます。逆に、脳死では脳波が確認できなくなります。

　一晩の全睡眠を記録すると時々 α 波優位となり、あたかも覚醒しているかのような脳波が出

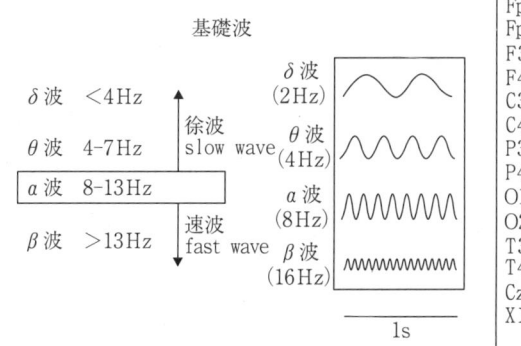

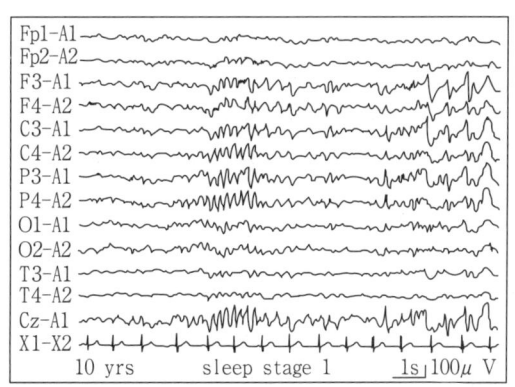

図 5-2　脳波（基礎波と睡眠時脳波）
　脳波は周波数と振幅によって評価されます。正常・覚醒、閉眼状態での成人脳波では後頭部に 50〜70 μV で、8〜13 Hz の α 波が見られます。周波数では 7 Hz 以下を徐波、14 Hz 以上を速波とします。速波は開眼や緊張時に出現し、徐波は睡眠時や幼小児の脳波にみられ、また、意識の混濁時に認められます。なお、睡眠時脳波（右図）では、12〜15 Hz の紡錘状の波や振幅の高い瘤波（ハンプ）とよばれる波が見られます。

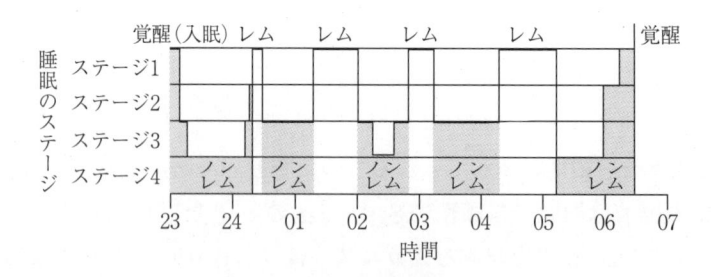

図5-3　睡眠周期

　一晩を通して脳波を記録しますと5段階の睡眠レベルの脳波が周期的に出現してきます。徐波の多さによってステージ1、2、3、4と評価します。δ波はステージ4でもっとも多く出現します。ステージ2では5-2の図で認められるような紡錘波が見られます。なお、比較的低振幅であたかも覚醒しているような α 波の目立つ時期が周期的に記録されることがあります。この時には眼球が活発に動いており、急速眼球運動（レム）睡眠の時期とされます。レム期は朝方に多く見られます。全睡眠に占めるレム睡眠の比率は新生児では50％、成人で20％ほどになり、高齢者では15％ほどに低下します。

現してくることがあります。この睡眠では眼球の活発な動きがあり、急速眼球運動睡眠 rapid eye movement sleep、略してレム REM 睡眠とよばれます。この睡眠は夢を見ている時ともいわれます。レム睡眠以外の徐波優位の睡眠はノンレム non-REM 睡眠とよばれます（図5-3）。

　レム睡眠とノンレム睡眠の比率は幼い年齢ほどレム睡眠が多く、新生児期では全睡眠の50％をレム睡眠が占めています。逆に、高齢者ほどレム睡眠が少なくなり、20％を切ってきます。また、夜の睡眠ではレム睡眠はノンレム睡眠の後に見られてくることを原則とします。

　レム睡眠は心の安定にとって重要であり、レム睡眠を人工的に遮断すると動物は精神状態が混乱し、死に至ります。しかし、うつ病の患者さんでは入眠してすぐ1時間ほどで出現してきます。レム睡眠の前倒しです。

3．注意とは

　注意 attention も脳幹の網様体賦活系と関係します。注意とは、いくつかの認知や思考の1つに焦点をあわせ、それを明確にとらえることと定義されています（ジェームス 1980）。情報の知覚には、大切な情報を取り立てる注意の選択性とそのために注意を集中する持続性が必要です。注意は前頭葉と連動し意志・意欲につながり、注意力（注意集中）や実行性となります。注意集中機構は右大脳半球の頭頂葉にあることが半側無視を示す患者さんから報告されています。

　注意にもさまざまな化学伝達物質が関与します。ノルエピネフリンとセロトニンは情動的なニューロンと関係しています。注意の集中にはさらにアセチルコリンが関与し、注意から実行への過程には前頭葉や帯状回でのドパミンがかかわっていくとされます（ルエダ M.R. 2004）。

　注意の集中が学習効果を高めることはいうまでもありません。すなはち、興味への教育です。興味は面白いという情緒的なものと、そこへの関心と対応したいという意思・意欲につながっていきます。好奇心ともいえます。心理学者キャッテル（1971）は、この興味は対象へのダイナミッ

クな固着fixationであると述べています。興味の選択性、すなわち好き嫌いは欲求の満足感によっても方向づけられます。したがって、教育や訓練のやり方にはその環境からの影響が深く結びつくことになります。

　この興味を強める系、すなわち網様体賦活系を強め、それを維持する化学伝達物質はサーカディアン・リズムcircadian rhythm（概日リズム）によって産生されます。すでに述べましたように光の減弱は視交叉上核のニューロンが感知することになり、これが松果体を刺激しメラトニン分泌を行わせ、これにより網様体賦活系は活動を弱め、睡眠がリードされることになります。そして、レム睡眠はノルエピネフリンやセロトニンなど化学伝達物質の調整を行うことになります。逆に、ストレスの多さはこのサーカディアン・リズムを崩し、結果としてこれら化学伝達物質の産生を弱め、注意力の維持や意志・意欲、さらには記憶や運動機能を困難にさせていきます。

　なお、注意には選択的注意selective attentionと呼ばれる特異な注意機能があります。大勢の中で雑多な会話音は無視でき仲間と話ができることです。また、遠くの話の中に自分に関係する話が突然に聞こえてくることがあります。心理学でいうカクテルパーティー現象です。教師の話をざわつく教室で聞き取る力ともいえます。注意の方向性です。この機能は後天的であり、記憶の機能が関与します。

　この現象は視覚についても同様にみられます。このメカニズムは、注意の向けられる側面が強調され、他を弱める機構が神経系に無意識にバックアップ機構として存在するからだと説明されています。墨絵のぼかし次第でいろいろな想像を感じさせる手法でもあります。逆に、この現象は２つのものが同時に見えない、２つの形の区別がつかない、文字は読めるが顔がわからない、形はわかるがそれが意味に結びつかないなどの奇妙な脳障害をおこさせることにもなります。この現象には視床にある内側と外側の両膝状体の機能と大脳皮質の連携機能の障害が関係していると考えられています。

第 6 章 感情とホルモンと脳 ―辺縁系と視床下部―

[ポイント]

　感情とホルモン分泌は表裏一体の関係です。感情の動きにあわせてホルモンの分泌が行われます。犬から吠えられるとアドレナリンが分泌され逃げる準備が行われます。おいしい食事を見ると消化ホルモンが出て消化液が分泌させます。ここではまず感情の方から説明し、後半にホルモンの話に入ります。

　感情と情動は重なります。情動は急激に生起し、短期間で終わる比較的強力な感情と定義されます。感情は人が対象にいだく主観的な印象で気分に近い意味があります。しかし、両者ともほぼ同じ意味で使われます。

　感情や情動の中心は脳の辺縁系にあります。本能の脳です。情動は動物的です。動物の辺縁系は脳の機能として人間以上に重要な地位を占めています。発生的に旧い機能だからです。感情も人間がもつ機能の中では年齢的に早くに獲得されていきます。"三つ子の魂百まで"に一致します。

　辺縁系と視床下部は解剖学的には兄弟の関係です。したがって感情とホルモンも機能的には兄弟の関係となります。両者に関係するものはストレスです。ストレスに対して辺縁系は怒りや恐れで反応し、視床下部は血圧上昇やホルモン分泌で反応しています。長く続くストレスは両者の機能を弱めます。

重要な用語：感情、情動、視床下部、自律神経、ホルモン、交感神経系、副交感神経系、下垂体、松果体、副腎皮質、副腎髄質、ストレス、ホメオスタシス

1．感情・情動とは

　感情や情動はほぼ同じ意味で使われます。英語も feeling や emotion です。日本語では、感情は人が対象にいだく主観的な印象であり、情動は比較的に短い時間の感情とされます。両者とも、快と不快、喜びと悲しみ、苦しさと楽しさ、愛と憎しみなど相反する2極性に特徴があります。なお、情緒は英語で同じく emotion ですが、情緒は情動より穏やかで雰囲気的な感情とも

定義されます。

これまで情動や感情は心理学によりさまざまな説明がなされてきました。ワトソン J.B.(1913)は、情動の基本として怒り、恐れ、愛を挙げ、これらは環境によって学習されていくとしました。プルチック R.(1962)は情動の多次元モデルとして強度を加味し、強度が弱くなるにつれて境界があいまいになるとしました。恐怖 → おそれ → 心配、激怒 → 怒り → 当惑の流れなどは強い反応から弱い反応への変化です。いずれも強度に比例して自律神経系の反応も変化します。

一方、ブリッジェス K.M.(1932)は、新生児から乳幼児での感情の変化を観察し、乳児期では興奮と苦痛、快と不快、喜びと恐怖などを体験し、12 か月で親への愛情から兄弟愛や嫉妬を示すようになり、感情の種類は年齢とともに増加するとしました。ボウルビー J.(1951)は、ヒトは人生最初の 2 年間における親子の関係で感情的関係が築かれると述べています。

情動や感情は人生の早期に成立し育っていきます。遺伝的な素質と環境との相互作用により育っていくことになります。これは動物のじゃれあいと同じです。じゃれあいは親や兄弟たちからの刺激です。一般的にはあやしやくすぐりのような皮膚刺激を中心にして、音や視覚からの刺激が重なっていきます。子どもは声を出し、笑い、反応し、満足します。次第にこのじゃれあいは遊びへと発展し、相手も内容も広がり、限定的なものから社会的なものへと広がっていくことになります。

この過程で学習されるものは幸福感や満足感だけではなく、上述したように怒り、不快、苦痛、恐怖などのマイナス面も体験していくことになります。この体験は情動の自己制御も発達させていきます。適切なストレスによる情動の学習であります。当然、情動の制御は幼い子どもほど出来にくいものです。この制御は人生の長い期間を通してゆっくりと発達し第 9 章で述べる性格や人格へと発展することになります。年をとって角がとれたということばに端的に示されています。

情動や感情の脳は、大脳中央の奥深い内側面にあり、いくつかのニューロン集団によって特徴づけられます。海馬、扁桃核、嗅内皮質、帯状回などからなります。すでに述べましたように海馬や嗅内皮質は記憶、扁桃核は感情、帯状回は大脳皮質との連結機能を担当します。いずれも系統的には旧い脳で辺縁系や旧皮質とよばれます。動物実験やこの部位に障害を受けた人の分析では、海馬が破壊されると記憶ができなくなり、扁桃核が破壊されると恐怖感がなくなります。

これらに隣接して、視床、視床下部、乳頭体、側坐核、脳弓、海馬傍回(側頭葉内側)などがあり、これらは辺縁系、自律神経系、内分泌系と密接に関係することになります。なお、側坐核はオピオイド系受容体の集合体で、報酬や嗜癖に関係し麻薬への依存をおこすリスクを持ちます。

2. 自律神経系と内分泌系

自律神経系 autonomic nervous system も内分泌系 endocrine system も自分の意志では動かせない機能です。両者とも外部からの刺激に対して身を守る反応として存在します。ホメオスタシスの重要な維持機構です。いずれも中枢は視床下部にあります(図 6-1)。

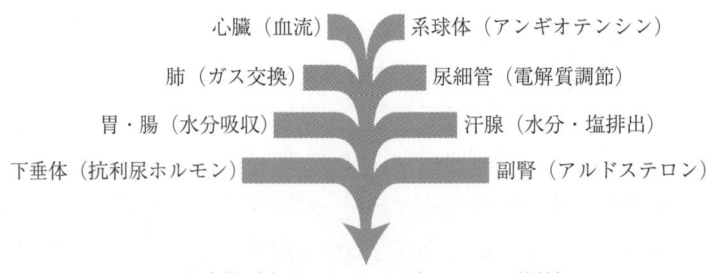

```
心臓（血流）        系球体（アンギオテンシン）
肺（ガス交換）      尿細管（電解質調節）
胃・腸（水分吸収）  汗腺（水分・塩排出）
下垂体（抗利尿ホルモン）  副腎（アルドステロン）

          ↓
生命体（水分、血圧、浸透圧、pHの維持）
```

図6-1　ホメオスタシス

生体はホメオスタシス homeostasis（恒常性）によって自らの状態を最高の状態に維持しています。具体的には、体温、血圧、体内水分比率、酸・塩基平衡、浸透圧などです。体温は 36～37℃、水分保有率は 60％、酸塩基平衡は弱アルカリ性（pH7.35～7.45）、浸透圧は 0.9％の塩分濃度（280～300 mOsm/kgH$_2$O）です。

　自律神経系は末梢神経系をもち、このシステムにより即効的に反応します。自律神経系は血圧上昇など興奮の交感神経系 sympathetic nervous system と消化や休養などリラックスの副交感神経系 parasympathetic nervous system に分けられます。寒くなれば皮膚の筋肉は収縮し、発汗を抑え皮膚温の低下を防ぎ、また、危機に遭遇した場合は心臓の拍動を早め、血圧を高め全身の器官に臨戦態勢を求め、攻撃あるいは逃走の準備をします。

　内分泌系はそれに対してゆっくりと反応します。それぞれの腺から化学物質を含む液性物質を分泌し全身に送ります。この液性物質がホルモンとよばれます。

　ホルモン分泌は視床下部 hypothclamus から下垂体 pituitary を経由してそれぞれの内分泌器官に指令がだされて分泌となります。重要な機能としては水・電解質代謝、糖代謝、性・胎盤機能、行動、乳汁分泌、腎機能維持、ストレス反応などがあります。消化器に食べものが入ると、消化液が分泌され気分をゆったりとさせます。

　おもな内分泌系には、下垂体からは成長ホルモンが、松果体 pineal body からはメラトニンが、甲状腺 thyroid gland からは甲状腺ホルモンが、副腎皮質 adrenal cortex からは副腎皮質ホルモン（コルチゾールなど）が、副腎髄質 adrenal medulla からはアドレナリンなどが、膵臓からはインスリンなどが、卵巣からはエストロゲン（女性ホルモン）やプロゲステロン（妊娠ホルモン）が、精巣からはテストステロンが分泌されています。内分泌系は体内の濃度が低下したり、腺の分泌機能が低下すると視床下部がそれを感知し、下位の分泌腺に指示を伝え分泌の増加を促します。

3．感情とストレス

　情動や感情は心理的であるとともにしばしば身体に生理的な変化を起こします。心理学では情動をおこす刺激をストレッサー（stressor; ストレス要因）といいます。セリエ H. はストレス反

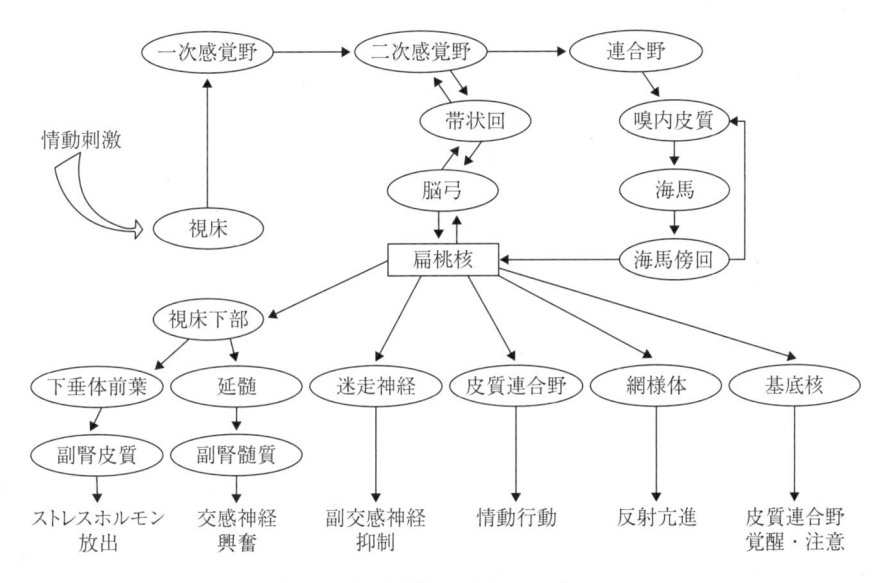

第6章 感情とホルモンと脳 —辺縁系と視床下部—

図6-2 情動刺激から反応へのプロセス

　情動は情動をおこす刺激が外部から与えられて始まります。この刺激は一般にストレスとよばれます。ストレスは視床を通り一次感覚野、さらに二次感覚野、連合野へと進みます。この刺激情報は二次感覚野や連合野から記憶のニューロンなど情動系のニューロンへと伝えられていきます。このシステムの中心に位置するニューロンは扁桃核です。扁桃核からはこのストレスに対応して反応をおこすよう各器官へ指令が出されます。反応は意識、無意識に行われますが、無意識の反応は自律神経系が中心的に動いていきます。
　なお、視床下部からのストレスホルモンやノルエピネフリンの分泌が長引くと辺縁系の機能、認知機能、免疫機能、循環器系などの機能は次第に弱まっていきます。

応を「あらゆる要求に対して身体がとる非特異的な反応」としました（1958）。ストレス自体はかならずしも害ではありません。適切なストレスは安定した人格（パーソナリティー）を育てます。しかし、過剰すぎたり、異常にくり返されたりすると身体はさまざまに反応をするようになります。

　セリエはこの身体反応が疲弊する経過を警告反応期→抵抗期→疲労期にわけ、ストレスの大きさや長さによる反応の過程を説明しました。

　ストレス反応には急性反応から慢性反応、急性反応後のある期間をすぎて再体験を思いおこす外傷後ストレス障害（post-traumatic stress disorder; PTSD）などがあります。

　このストレスに対処する制御システムについては歴史的にジェームス W.とランゲ C.(1884)、キャノン W.B.とバード P.（1929）、パペッツ J.W.(1937) などの説が知られています。ジェームス・ランゲは、外部からの刺激は脳で知覚され、それが体内で生理的反応をおこすとし、キャノン・バードは、その刺激は視床を通り大脳皮質と視床下部に分かれ反応をおこすと述べました。パペッツは、情動のセンターを辺縁系と視床下部におき、情動的な反応は線条体へ流れる運動回路と大脳皮質へ流れる思考回路が統合される反応としました。興奮にともなう手の振るえです。

　今日では、ストレス反応の流れは五感からの刺激を脳が知覚することから始まり、帯状回や扁桃核などの辺縁系と脳幹の青斑核や頭頂葉の連合野などを巻き込んで前頭葉を中心に総合的な過程で反応するものと考えられています（図6-2）。

この反応を生化学的にみると、ストレスには視床下部－副腎髄質ルートでのエピネフリンやノルエピネフリンの分泌、視床下部－副腎皮質ルートでのグルココルチコイドなどのストレスホルモンの分泌が関与します。

　また、長引くストレスは免疫系を弱め感染の感受性を増させます。成人におけるヘリコバクターピロリ菌の存在と胃潰瘍の発症、グルココルチコイドの過剰分泌による動脈硬化への影響などが知られています。動物実験では、よくハンドリングされた仔ラットほどストレッサーに対して血中グルココルチコイドの変動が安定しているといわれています。

　近年、情動に関係する神経ホルモンとしてドパミン、セロトニン、サブスタンスP、βエンドルフィンなどいろいろな化学伝達物質が明らかにされてきました（図6-3）。また、ストレスからの不安や抑うつを抑える薬として精神安定剤の開発も盛んになってきました。ベンゾジアゼピンは不安を和らげるGABAの機能を増強する機序でニューロンの過剰発火を抑制します。SSRI（selective serotonin reuptake inhibitor）はシナプスにおけるセロトニン再取りこみを阻害する機序でストレス対応への効果をあげています。興味深いことは授乳期の母親に母乳の分泌おこさせるオキシトシンというホルモンも不安の抑制に効果のあることが知られてきました。

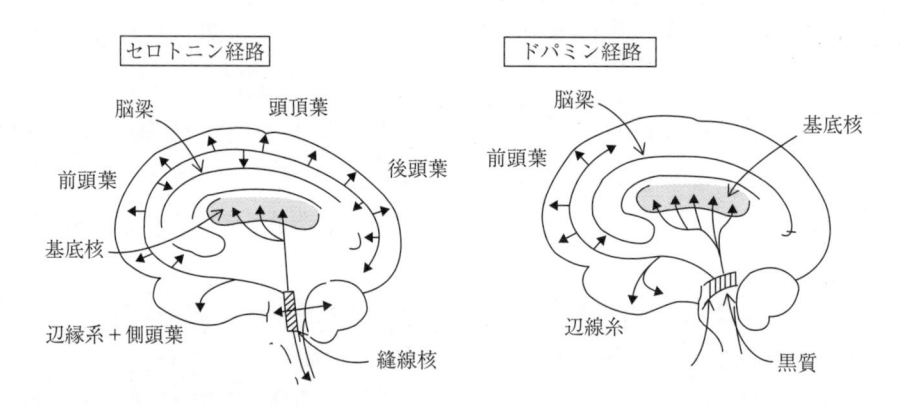

図6-3　感情・情動に関与するセロトニン・ニューロンとドパミン・ニューロン
　情動のニューロンにはセロトニンやドパミンといったモノアミンの関与が大きく影響しています。セロトニン・ニューロンは縫線核から大脳皮質全体と辺縁系・側頭葉へ、あとひとつは基底核へ放射しており、ドパミン・ニューロンは大脳皮質と基底核、辺縁系、そして前頭葉へと放射しています。これらの異常は精神疾患やパーキンソン病などに深く関与しています。

第 7 章 記憶と脳 ―神経可塑性―

[ポイント]

　記憶は、人間の脳の中ではもっとも重要な機能の1つです。記憶ができなければ、話すことも、書くことも、考えることも、計画することもできません。記憶ができなければ社会を生きていけないのです。

　記憶の機能は、覚えこむ段階での記銘、覚えた内容を貯蔵している保持、保持された内容を思い出す想起から成り立ちます。記憶力とはこの3つの統合的な機能をさしています。記銘力は若い脳ほどつよく、注意や興味を伴うほど長く残ります。これは学習や習慣と深く結びつくことになります。

　記憶はすでに述べましたように海馬の機能が重要となります。しかし、海馬だけでは記憶はできません。多くの場所で記憶が行われています。海馬はその記憶を分配し、固定化する上で重要な役割を演じています。海馬が見せる長期増強効果です。

　なお、記憶にはそれらをまとめて統合した判断にもっていく機能もあります。作業記憶とよばれます。

重要な用語：記憶、神経可塑性、短期記憶、長期記憶、陳述記憶、手続き記憶、作業記憶、記憶の固定、長期増強

1. 記憶の種類

　記憶 memory は生理学的にみると、短期記憶 short-term memory と長期記憶 long-term memory とに分けられます（図7-1）。

　短期記憶とは、電話で聞いた相手の電話番号を覚えるような数十秒以内の短時間の記憶です。即時記憶ともいわれます。短期記憶は注意の集中によって記憶をくり返すことで記憶を続けます。この短期記憶には辺縁系の海馬、扁桃核、側頭葉内側部（嗅内皮質など）が重要な役割を担当しています。短期記憶の障害は相手のことばを理解して会話を進めることに困難さを持たせます。なお、海馬と海馬傍回はこの短期記憶の振り分け（固定化）に関与しています。

種類			内　容	
短期記憶			ごく短時間の記憶	
長期記憶	近時記憶		数時間ぐらいの記憶	
	遠隔記憶	非陳述記憶（手続き記憶）	技法やルール	
		陳述記憶	意味記憶	一般的な記憶
			出来事記憶	エピソード記憶

図7-1　記憶の種類

　記憶は短期記憶と長期記憶に分かれます。長期記憶は近時記憶と遠隔記憶に分かれます。この分類は時間による分類です。
　遠隔記憶は非陳術記憶と陳述記憶に分けられます。前者は手続き記憶ともいわれます。自転車乗りやゲームなどの記憶です。言葉以前の記憶です。陳述記憶は意味記憶と出来事記憶に分かれます。いずれも言葉によって説明ができます。意味記憶は勉強による知識としての記憶、出来事記憶は旅行などの体験記憶です。
　長期記憶には、数か月までの記憶を長期記憶とし、それ以上に続く記憶を長期持続記憶に分ける場合もあります。記憶の固定化です。

　長期記憶はその言葉どおり長く残される記憶です。長期記憶は近時記憶と遠隔記憶に分かれます。前者は数時間から数日の記憶です。後者の遠隔記憶は陳述記憶と非陳述記憶（手続き記憶ともいいます）に分けられます。
　陳述記憶は意味記憶と出来事記憶（エピソード記憶ともいわれる）とに分けられます。前者は覚えているといった記憶で知的記憶ともよばれます。学習のくり返しで習得される記憶です。意味記憶は海馬が記憶の固定化に関与します。出来事記憶はエピソードに関連して記憶されるものです。自分の経験したものを覚えるもので過去の旅行の思い出や1週間前の会食など情動を伴ってくる記憶です。出来事記憶には側頭葉内側部が関与するといわれています。
　手続き記憶は身体で覚え込む記憶で、自転車乗り、泳ぎ、ゲームのルールなどで意識しないでも思い出すことができる記憶です。この記憶は感覚運動的であり、小脳や線条体（大脳基底核）に蓄えられていくと考えられており、睡眠の関与が大きいと考えられています。
　なお、近時記憶は海馬と前頭葉との間にあって大脳皮質を中心に保持される一時的な記憶とされます。
　記憶される量には限度があります。忘れてしまう機構は忘却 forgetting とされます。エビングハウス H. (1885) は、記憶の保持量が時間とともに減少する曲線を忘却率としてあらわしました。忘却には生理的な忘却、心因による忘却、病的な忘却があります。後の2つは健忘 amnesia と重なります。
　健忘には脳障害を伴う事件を境にそれ以前の過去のことを思い出せない逆行健忘と、新しい出来事の記憶が困難な前向き健忘があります。前向き健忘には海馬、海馬傍回の損傷が深く関与しています。とくに、海馬の一部分である CA1 領域は脳虚血に弱い所です。
　なお、2〜4歳の子どもは情動的な経験での記憶は覚えていますが、それ以外の記憶は残っていません。記憶を保持する大脳皮質の未熟性のゆえと考えられています。

2. 記憶の固定化

　短期記憶から長期記憶への固定化はくり返される刺激、すなわちリハーサルによって時間をかけて行われます。この記憶の固定化にはレム睡眠と情動反応の関与の大きいことが知られています。レム睡眠の混乱ではうつ病者でみられるように記憶の固定化を困難にします。過剰なストレスが副腎髄質からノルエピネフリン、副腎皮質からのコルチゾールを過剰に分泌させ扁桃体の機能を弱めさせるためと説明されています。しかし、強い情動反応では心的外傷後ストレス障害（PTSD）のようにただ1回の体験でも記憶を持続させ、フラッシュバックとして記憶を思いださせることが続きます。ここでは感情の中枢である扁桃核が海馬の記憶化につよく影響していると考えられています。

　記憶の研究、とくにミクロレベルでの研究には未解決の問題がまだ多く残されています。その中で記憶の固定化に関する神経生理学的研究についてはヘブ D.O.（1949）による長期増強 long-term potentiation; LTP の理論があります。これは記憶を固定するために必要な処理システムと考えられ、ニューロンがくり返し興奮することで機能的な相互の関連が形成され記憶の単位が形

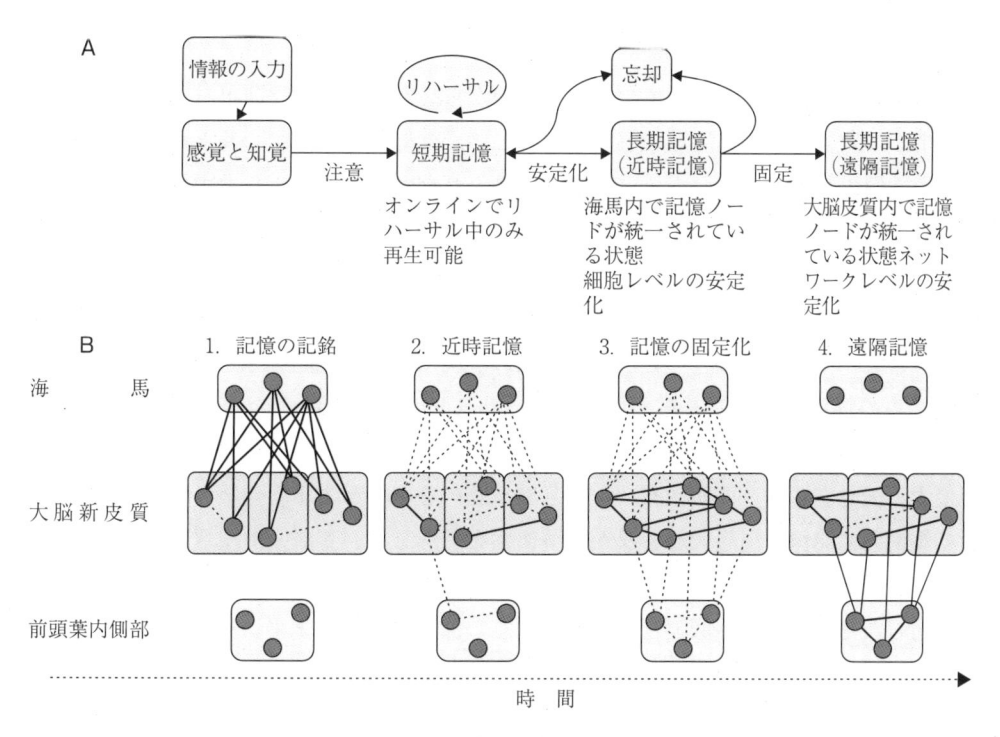

図7-2　陳述記憶の固定化
A：陳述記憶の固定化は図のようなプロセスで行われると考えられています。短期記憶から遠隔記憶への流れに大きく関与するのは海馬、大脳連合野、前頭葉内側部です。B：黒丸間の細い線は一時的な固定となります。太線になってはじめて固定化となります。すなわち大脳新皮質（連合野）での固定はすべてが永久的な固定とはなりません。なお、固定化された後は海馬には何も残りません。（高島敦子 Cognition and Dementia. 2007 より）

成されていくとしました。この仮説はその後、海馬歯状回ニューロンに特有な活動電位が数時間以上にわたり続くことで明らかにされました。この海馬における長期増強のメカニズムにはNMDA（N−メチル−D−アスパラギン酸）受容体にグルタミン酸が多量のカルシウムイオンを流入させ結合しLTPを発生させていると考えられています。ヘブは短期記憶と長期記憶の差はこのくり返しニューロン活動によって閉じられていた回路に新しい回路が生じ、シナプスが機能的に結合することで構造的変化を固定化し、それが長期記憶につながるとしました。これは脳の可塑性 plasticity ともよばれます（図7-2）。ニューラルネットワークによる学習理論であります。

　この現象の神経病理学的変化としては、このLTPが樹状突起に小さな樹状突起棘 dendritic spine を出現させることと関連していると考えられています。この変化は海馬だけではなく扁桃核や小脳、基底核などの神経細胞においても観察されることが近年報告されています。

　記憶はどこで固定化されているのでしょうか。前頭葉内側面の関与が障害脳で報告されています。昔とった杵柄(きねづか)は小脳や基底核といわれています。しかし、まだ不明の点も多いようです。ただ、LTPが学習と記憶の固定化に大きく関与していることは事実です。そして、この固定化はいろいろな段階での睡眠中に行なわれているといわれています。

3．特異な記憶 ―作業記憶―

　記憶の中には、ある課題の解決に記憶のプールから必要な情報を呼び出し、それらを短期記憶として利用し、全体を統合し課題の解決に進むという機能があります。人々がある目標を目指すとき、その計画の話し合いではボードに計画が書かれながら皆で話しを進ませます。計画はなんども書かれ、書かれては消され、最終的な計画表となっていきます。この過程が作業記憶（ワーキング・メモリー working memory）とよばれています（図7-3）。

　ある課題を遂行するために自己の記憶から必要な情報を選択し、それを一時的に貯蔵し、前頭前野で目標に向けて考えを統合・処理し、課題の解決に向かう機能をさしています。情報の一時的保持と情報の操作です。こころの黒板ともいわれます。この概念の提唱者であるバッドリー A.（2002）は作業記憶を3つの構成要素で説明をしています。それは、頭頂葉（主として右脳）を中心にする視覚空間系と、頭頂葉（主として左脳）を中心とする聴覚系の情報貯蔵庫と、目標に向けて短期間に記憶を出し入れしながら解決案を思考していく前頭前皮質部門であるとしています。中でも前頭前皮質が機能全体の中心になるとします。この部位はブロードマンの46野とされ、前述した意識や内言と関連する自己制御能の部位でもあります。

　この記憶は現在と未来とをつなぐ機能であり、学童期から機能として開花し、学習の成果としてみることもできます。前頭葉のこの部位の障害は課題の遂行を困難にします。なお、認知心理学では、このメカニズムをACT（アクト理論）として情報処理のネットワークのモデルとして提示しています。このことは第9章で再び触れます。

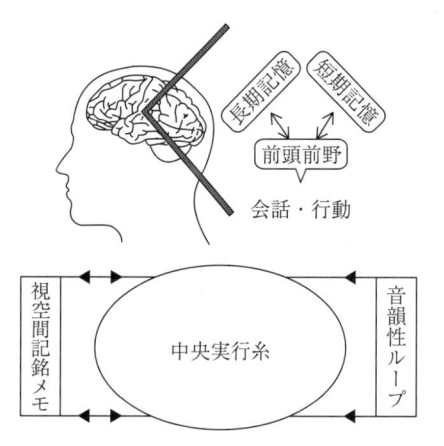

図7-3 ワーキングメモリーの模式図

　ワーキングメモリーは作業記憶ともよばれます。目の前に生じた問題の解決を行う場合に、人間は視空間記銘メモリーと音韻ループという貯蔵庫を操作し短期記憶としての出し入れを行い対応します。ワーキングメモリーとはこの作業に必要な2つの貯蔵庫を使った短期記憶のことを指します。この操作は前頭前皮質のリーダーシップの下で行われていきます。バッドリー A.D. とヒッチ G.J. によって提示された短期記憶の特殊な概念です（1974）。ワーキングメモリーを実行に移す機能をゴールドバーグ E. は実行機能 executive function とよびました。

第8章 言語と脳 ―コミュニケーション―

[ポイント]

　言語 language は、話し言葉と書き言葉、そして手話のような特殊な言語に分けることができます。言葉はコミュニケーションの手段としてスタートしましたが、次第に自己を知るプロセスとして発展していきました。ギリシャの哲学者ソクラテスは話し言葉を「自己を思索する手段」としました。彼はそのため書き言葉を好まなかったともいわれています。

　書き言葉は3,000年前にギリシャを中心にしてはじまりました。字の発明は人類最高の知的業績とされます。ロシアのヴィゴッキーは書き言葉を思考する手段と考えました。したがって言語の中心になるものは文法です。

　ここでは話し言葉、言葉の発達、書き言葉（書字）、読みについて説明を行います。話し言葉では脳の優位半球（多くは左半球）についても触れることにします。

　なお、DSM-IV（アメリカ精神医学の診断・統計分類）は幼児期、小児期、青年期に診断される障害の項に、ブローカー失語症を表出性言語障害とし、ウェルニッケ失語症や超皮質性失語症を一括して受容-表出混合性言語障害としています。ここでは成人の障害概念に順じて説明を進めます。

重要な用語：言葉、言語、優位半球、失読、失書、ブローカ領域、ウェルニッケ領域、弓状束、音素、音韻、形態素、母親語

1．話し言葉

　話し言葉 speech、spoken language は、人間の祖先であるホモサピエンスの後期、約5万年ほど前に獲得されたと考えられています。突然変異により頭蓋骨の間を結ぶ骨縫合が開いたままで出生できるようになり大脳の増大が可能になったこと、下顎骨が下内方に下がり口腔内が広がり舌の運動が自由になったこと、結果として声門の位置も下がりいろいろな音素を発する自由度を可能にしたことなどで話し言葉がスタートできたと考えられています。

　話し言葉が左の脳によって行われていることをはじめて発表したのはブローカ P (1864) です。

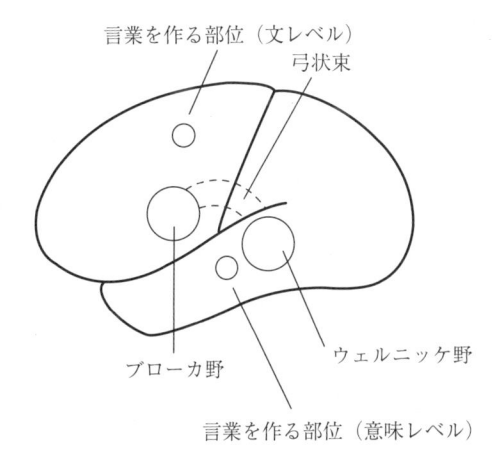

図8-1 会話の基本回路（優位半球）

言葉を作る部位（文レベル）
弓状束
ブローカ野
ウェルニッケ野
言葉を作る部位（意味レベル）

会話はウェルニッケ野で聞き、弓状束を通り、ブローカ野で話すルートを基本とします。優位半球（一般に左半球）によって行われます。しかし、ウェルニッケ野からブローカ野に至る間には言葉を作らねばなりません。前頭前野と側頭葉の音をキャッチする部位がその部位とされています。前頭前野は自発的に話す言葉を作る領域と考えられ、側頭葉は話す言葉を理解する領域と考えられています。両者の障害は超皮質性失語とよばれます。

発話が困難になった患者さんの左脳に損傷のあることを報告しました。その後、失語症の病巣はいずれも左脳であったことから大脳に片側優位性のあることが明らかになりました。今、ほとんどの右利きの人は言語中枢を左半球に、左利きの人も約70％の人は言語中枢を左半球にもっているとされています。

言葉を理解する場所も同様に左の側頭葉です。声は他の音と同じく両耳の蝸牛神経細胞から脳幹に入り、音が混合され、視床の内側膝状体に入り、そこから両側頭葉の一次聴覚野に入ります。それが音声とわかったとき右脳に入った音は脳梁を通して左脳の側頭葉に移り、上側頭回のウェルニッケ野 Wernicke's area で理解となります。言葉の理解は右耳→左脳での回路が優位になって行われています。一方、左耳→右脳での回路はメロディーや環境音での感受性が優位に行われているといわれています。片側優位性です。

言葉の入力から発語（出力）へのルートは、ウェルニッケ野で理解された言葉が弓状束とよばれる線維連絡路を通りブローカ野 Broca's area に入り言葉となるルートを基本とします（図8-1）。前者の言語障害はウェルニッケ失語とよばれ、言葉の理解障害をきたします。弓状束での失語は伝導失語とよばれ、理解と発語はできても聞いた言葉の復唱でしばしば間違いを生じます。後者での失語はブローカ失語といわれ、言葉の表出が困難となります。しかし、話し言葉をウェルニッケ野で聞き、理解し、その反応をブローカ野で表出する間には多くの内的判断の回路が必要になります。返事の内容に修飾を必要とするからです。そこには記憶、感情などからの影響もうけます。言葉を表出するにはそこに適切な言葉を選ばねばなりません。この障害は超皮質性失語となります。ここにも聞く方での判断と表出する方での判断があります。超皮質性聴覚失語と超皮質性運動失語です。また、後でのべる角回と縁上回に脳障害が生じると復唱はできても理解や発語ができないという失語もあります。この部位は失認・失行で述べたゲルストマン症候群と重なります。

言葉には、コミュニケーションの手段としての言葉と自分に語りかける内言という言葉があります。内言は、19世紀にヴントにより始まった内観とよばれる言葉による思考と重なります。発話思考ともよばれます。第7章で述べた課題遂行における作業記憶の言語化という面です。

言葉によって意志を伝えるためには文法が必要になります。私たちは文法を脳のどこで、どのようにして作っているのかをまだ明らかにできていません。脳障害を受けた患者さんのレポートから左のブローカ野の周囲に１つの重要なセンターのあることが報告されています。左の前頭葉です。

2．話し言葉の発達

　人間が話し言葉を感じるようになるのはすでに胎児期からといわれています。妊娠の後半、胎動が感じられる頃から胎児は母親の声を聞きはじめます。母親の声が聞えなくなると胎児は眠り、母親の声とともに目覚めます。妊娠後期の妊婦のうつ的状態での声かけの少なさは胎児に聴覚での学習チャンスを少なくし、生後の言葉の発達を遅らせるリスクとなります。新生児ではすでに80％ほどの聴覚機能ができているといわれます。乳児が父親より母親の声によく反応するのはこのためです。母親の言葉の影響が大きいことは母親語（マザーリース motherese）という言葉からも理解できます。母親の声や言葉を乳児がまねる機構は脳にミラー・ニューロンとよばれるニューロンの存在で明らかにされました（リゾラッティ G. 他 1998）。

　言葉の基となる音は第3章で述べましたように音素 phoneme です。簡単に言えば音素は母音や子音の基となる基本的な言語音と考えてください。音素が組み合わさっていろいろな音節となります。音素のkがカという音節になるのです。音節自体が意味をもつこともありますが、多くは意味がありません。音節が組み合わさって意味のある言葉（単語）になります。音素はそれぞれの国の言葉によって異なります。音素の獲得は乳児期から幼児早期での言葉かけの環境に左右されます。日本語の場合では20〜30ほどの音素で成り立っているといわれています。この時期での言葉かけの少なさは言葉獲得での大きなリスクとなります。乳児期からオオカミに育てられ、10歳で人間社会に帰ってきたカマラの少女は言葉の獲得ができず数語を話すまでしかできなかったといわれます。と同時に、この時期の言葉は環境に影響されてしまいます。日本人は"ｒ"と"ｌ"の区別がつきません。母親の日本語にこの音素がないからです。レネバーグ（1960）は母語と第2外国語の音素を獲得できる境界は12歳までとしています。なお、音素にアクセントやイントネーションなどの因子を加味した研究は音韻論 phonology といわれ、音節は音韻という用語でも使われています。

　2歳ごろの子どもは1日に5〜10個ほどの言葉を獲得し、かつ文法も同時に獲得していきます。不思議です。話し言葉を獲得する量では、6歳ぐらいまでがピークとされています。獲得する話し言葉の数は英語もドイツ語も日本語もほぼ同じスピードで上昇していきます。

　話し言葉は模倣から獲得されていきますが、その言葉が意味をもつことを知る過程にはいろいろな説があります。スキナーのオペラント条件づけ、ピアージェの感覚運動による認知的発達説、ヴイゴッキーの同じ認知発達における社会的相互交渉説などです。世界的な言語学者チョムスキー N. は言葉の生得説を強調しています。脳には言葉を発する器官が原型としてあって、あとは一般的な慣れによって言葉は獲得されていくと述べています。また、親の言葉や行動の模倣による子への受け渡しはミーム meme ともよばれます（バックモア S. 1999）。言葉の音と意味の統合は事物・体験と声の一体化によって成立します。リンゴは赤く丸く、食べると美味しいものであることを理解した時、りんごの概念が成立し、はじめてコミュニケーションとしての意味も持つことになります。

　この音（言葉）と意味の結合はゆとりのある一致から始まることが重要です。両者があまりに

密着しすぎると言葉の意味が限られてしまい、コミュニケーションの目的が安定しなくなります。この発達のためには幼児への絵本の読み聞かせや自然の中での遊びが重要になります。絵本によってあいまいに言葉の意味を理解し、遊びというさまざまな体験によってその理解を具体的に深めていくからです。幼小児へのテレビやビデオの怖さがここにあります。子どもたちはその後に小学校で文字を学び、書き言葉と話し言葉の意味をしっかりと一致させることになります。

　複数の言葉を使う二語文は2歳の後半から始まります。脳は文法を自然に模倣し、学習することによって記憶と思考の能力をあわせ二語文を獲得することになります。幼児が近所の友だちとけんかをして家に帰るとき、子どもはさかんに独り言を言っています。「ぼくは悪くない、でもお母さんはぼくを叱った。もう遊ばない」という独り言は内言のスタートであり、子どもはここで文法を使い、思考や創造する能力を得ることになります。言葉における前頭葉成長のスタートです。

3．読み言葉（読字・読文）

　文字や文章を読むには高度で複雑な認知過程が求められます。まず文字の形態を認知する過程、それを音節として読む過程、文字や連続した文字（単語）の意味を理解する過程、次に文章の意味を理解する過程が求められます。カナのような表音文字は文字自体を読むにはあまり苦労はいりません。1つの文字に1つの音となります。連続した単語もカナで意味を認知する上では表音文字です。そのまま声になりますから読むには簡単です。それに対して表意文字の漢字は読めなくとも意味を理解するには便利です。「木」から「林」、そして「森」となりますと読めなくとも「木」の概念さえ理解できておれば、「林」「森」の理解は簡単です。表音文字のカナと表意文字の漢字を使うわが国での読字障害児の少なさはこの理由からと説明されます。なお、この意味を持つ最小の言語単位は形態素 morpheme とされます。

　読字にはこのように音理解と意味理解が関係します。失読からの研究では、単語の音理解は後頭葉の視覚野において文字の形態を認知し、その情報は後頭葉の角回（側頭葉と頭頂葉の境界領域、39野）に伝達され、そこで音との照合が行われ発語と理解が行われていくと考えられています。カナに類似する英語の理解もこのルートを基本とします。この角回の重要性についてはゲシュビントN.によって報告されました。なお、形態と意味との照合には下側頭葉の紡錘状回（20野）の関与も重要とされています。

　漢字の理解については、漢字の純粋失読の研究から優位半球での下側頭葉回（37野）や紡錘状回の関与の大きいことが明らかにされています。ここは文字理解の形態経路であります。英語の単語理解においても短い文字で汎用される場合には、この後頭葉の視覚野からのルートが利用され、文章の早い理解につながっていることが明らかにされています。

　読字の発達は、カナ文字と音節との一致からはじまります。子どもの語彙の増加は、カナ文字の読みと書きの学習後に複数のカナの合語（うま、ゆび）を学ぶことから始まります。この合語と事物の一致が語彙の増加へと進みます。語彙の増加は幼少期の豊富な体験の上に概念と言葉が

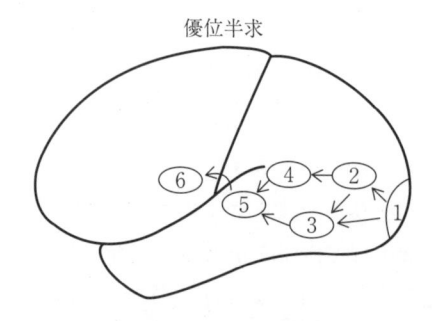

図8-2 音読の流れ

音読のルートは図のように考えられています。まず字は第一次視覚野に映されます①。第二次視覚野で視覚分析が行われ②、形態の漢字は側頭葉の腹側に③、音節のかなは角回を通り④ウェルニッケ野に伝えられ⑤、文章の理解となります。同時に、書かれている文章はブローカ野へと伝わり、前頭前野の機能を巻き込んで声になり、音読となります⑥。もちろん第一次視覚野に入力される前段階、すなはち外側膝状体の機能も音読には関係します。音読は、成人の場合は脳卒中などでの障害部位を推測する上で重要ですが、子どもでは言語系の学習効果を挙げる上で重要となります。

一緒になって増加と理解を増していくことになります。幼児期の体験の重要性がここにあります。なお、角回からの情報処理には頭頂葉の体性感覚領域も関与しており、字を書く学習（書字学習）により子どもは文字の理解を深めていきます。すなわち、字を書くことによって読みを深める教育です。書道の時間に背後から先生が子どもの手首を掴んで字を書かせる教育です。この情報処理ルートは学習障害児の教育手法としてだけでなく脳卒中リハビリテーションの手法としても応用されています。

漢字での語彙の増加は文字の概念を深めるだけでなく、読解も流暢にします。この読解ルートは後頭葉の視覚野から下側頭回のルートを基本としますが、上述しましたように近年の研究では英語でも流暢に読解する人ではこの下側頭葉の形態経路を利用していることが明らかになっています。しかし、読解の流暢さには基底核、視床、小脳の機能も関与しています。

文章の意味を理解するためには、テニオハの理解が重要です。テニオハのわからない人は単語の意味はわかるが、文章の意味が理解できません。文章が読めないだけでなく、次のステップである文章も書けません。

文章の理解を高めるには、そこに注意が集中され、意味処理が情動的な内容にまで深まることにあります。いわゆる読んで目に浮かぶというレベルです。感情の辺縁系や前頭葉を読みに参加させた機能です。これは音読で育ちます（図8-2）。音読は読解力を向上させる上で重要です。幼児期に親が幼児に読んで聞かせる絵本は読解での感情移入に大きな影響を及ぼしています。なお、ピック病やヘルペス脳炎などでは側頭葉障害による語義失語が生じ、読解能を落とします。

一方、聴覚からの会話や記憶力、判断力などに問題がないにもかかわらず読字だけが困難な人がいます。先天的な失読alexiaですが、子どもの場合は発達性ディスレキシア developmental dyslexiaと呼ばれます。文字の視覚分析システムの障害を基本とします。しかし、その病態は複雑です。ディスレキシアでは、音素の符号化、すなわち音素の違いの困難さに原因を求める視床領域（外側膝状体）での障害論、大脳皮質での回路障害論、とくに角回周囲での障害論、皮質感覚野の障害論などいろいろな病巣論が報告されています。アルファベット文化圏では、音と綴りの対応に依存して誤る失読を表層性失読、形（視覚）に依存して誤る失読を深層性失読ともします。

脳卒中後遺症など後天性失読も含めて失読には個人ごとにfMRIや事象関連電位などの検査が必要となる時代がきているようです。

なお、文章は読めており、その内容も理解できながら、それを自分に語りかけられている文章と理解できない人もいます。これは前頭葉での機能障害が疑われます。

4．書き言葉（書字）

　文字の歴史は話し言葉の歴史に比べ短く、3000年ほどの歴史しかありません。文字は絵文字からはじまっています。文字は絵の持っている意味から作られてきました。文字のスタートは表意文字からと理解されています。表音文字のアルファベットは後に音素との関係で抽象化したと考えられています。文字や単語には音節のイメージと形のイメージの一致や前後の文脈との関係が重要となります。kaiは"貝"なのか"会"なのかは聞いただけではわかりません。

　音のイメージと形のイメージが一致しにくい言葉は感情や情動を表現する言葉です。文字がなかった口頭文化の時代には悲しい、うれしい、寂しいといった言葉はほとんど使われなかったと言われています。事実、口頭文化を文字に残した旧約聖書やホロメスの詩などには感情に関する言葉はほとんどありません。文字が出現してはじめて感情の言葉が生まれてきたのでしょう。それだけに感情の言葉は時代とともにいろいろな言葉として新しく生まれてくるようです。"きもい"や"チョー寂しい"などです。

　書字には、話し言葉の充実、手を中心とする運動機能の成長、視覚・聴覚・触覚、記憶、注意、情動などの多彩な神経学的機構が関与します。

　書字の学習は小学校に入学してからを原則とします。7個の手根骨の数が完成し、手根骨の充実とともに書字の学習が始まります。器楽、スポーツなどの早期教育も同じです。指の使いが安定するからです。

　書字学習のスタートでもっとも特異なことは鏡（像）文字の一過性の出現です。鏡（像）文字はパーキンソン病や側頭葉の脳障害の場合にみられることから基底核や両側側頭葉の病巣が推測されています。しかし、子どもの鏡（像）文字は年齢的に鏡（像）運動 mirror movement と同じ時に出現し、消失していきます。ここには脳梁の髄鞘化の未熟も考えられます。このことは文字の学習が右脳の視空間認知優位から始まり、脳梁の充実とともに左半球からの音節性修飾を受けて鏡（像）文字が消失いくと説明することができます。絵文字からはじまった文字の原型が音素により修飾され表音文字になっていったアルファベット文字の経過と同じです。

　日本語は表音文字のかなと表意文字の漢字を使う世界に類をみない文字文化をもっています。字を書く場合は、まず言葉を想起することから始まります。文字の想起には、音節性綴りと語義性綴りがあります。どちらからの想起もありえますが、一般には音節性綴りからはじまっているようです。想起された言葉の意味と文字（単語）の目的との一致が確認されると、記憶の貯蔵庫より字の形態想起が行われていきます。

　書字のプロセスはほとんどが大脳の優位半球(左脳)で処理されていきます。書字の遂行には、網膜、外側膝状体、後頭葉の視覚野、側頭頭頂葉領域、優位半球の角回、ウェルニッケ野の後方、前頭葉の運動野が関与することになります。当然のことながらここでは読字（読み）の機能と重なります（図8-3）。

　失書には、単独で出現する純粋失書と失読や失語の合併する失書があります。後者は書字障害

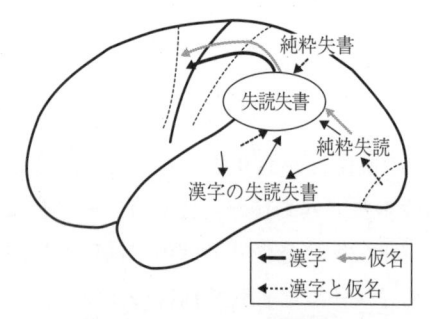

図 8-3　日本語の読みと書き
日本語には 2 つのルートがあります。いずれにも側頭葉と頭頂葉の間にある角回の重要性があります。ひらがなは角回から頭頂葉の方へ、漢字は角回から側頭葉後下部へと流れ理解されていきます。それらの障害はかなの失書、漢字の失書となって現れます。(河村満, 神経心理学, 1990. より改変)

ともいわれます。純粋失書には文字の形態が想起できない、あるいは言語面や運動面での機能障害によるものがあります。したがって前頭葉もしくは頭頂葉の障害が推測されます。両者とも自発書字だけでなく書き取りにも困難さが生じます。失読の合併する失書では、重度の失語、ブローカ野の障害、ウェルニッケ野の障害で発症しますが、左角回の病変がもっとも有名です。なお、日本人の失書では漢字の障害で目立つ場合とかな文字の障害で目立つ場合があります。わが国独特の特徴です。カナと漢字の読字ルートが分かれていることが原因と考えられています。

文章を書くメカニズムについては、認知神経学的研究が機能的画像解析 fMRI を利用して研究が行われています。しかし、そのメカニズムは側頭葉を中心にしながらその焦点は一定せず広範囲に問題領域が広がっていることなどがわかっています。なお、最近の研究からはブローカ野の周囲に重要な文法の機能があると報告されています。

結論的にいえば、文章は次に述べる思考につながっていくものといえます。

第9章

思考と人格 —認知心理学の立場から—

[ポイント]

　認知心理学 cognitive psychology は、1967年ナイサー A. によって発表されました。彼は、「認知とは感覚器への入力情報が変形、減少、精緻化、蓄積、回復され使われる過程であり、人間が行うであろうあらゆることに関わっている」としました。この本で触れてきました感覚器から入力（インプット）されてきた情報が運動器を通して表出（アウトプット）される間に横たわるあらゆる機能であります。

　これは人間の心を全体と傾向の過程で重視したゲシュタルト心理学の考えとも重なります。ゲシュタルトとはドイツ語の Gestalt（形態）から出ており、要素より全体を強調し要素の総和より全体は大きいとし、心は常に能動的で意味を探しているとします。

　これまで、この認知心理学のインプットとアウトプットの両端に位置する領域は"知覚する"と"動く（運動行為）"として第4章で述べてまいりました。また、この両端の間にあって認知の基礎領域として機能する"意識、注意、感情、記憶、言語"についてもすでに第5、6、7、8章で述べてきました。

　この章では認知の中核となる思考と人格について認知神経心理学の立場から解説します。すなわち、問題解決と意思決定、創造性と発見、思考と判断などの機能です。重要なことはこれらの機能がどれも過去ではなく未来と関係していることです。認知の中核は先を考える脳の機能ともいえます。

　これらの機能の中心は前頭前野皮質にあります。ここの機能は大きく思考、推論、計画などを担当するシステムと、意欲、創造、抑制を担当するシステムに分けることができます。前者は過去の記憶に影響されている収斂的思考からの選択的行動であり、後者はより内容が広がった仮説の中で作られていく拡散的思考です。後者はウェルトハイマー M. のいう全体を重んじる洞察学習理論、あるいはゴールドバーグ E. のいう実行機能論に重なります。

　なお、最後にこれらの機能の集大成としての人格についてまとめます。人格という言葉は認知心理学ではあまり使われていませんが、接点としては重要な概念だからです。

重要な用語：知能、認知、思考、知能指数、収斂的思考、拡散的思考、創造性、前頭前野、意欲、実行機能、人格、社会脳

1. 問題解決と熟練 —知能とは—

　問題解決 problem solbing の能力は知能とよばれる機能に一致します。知能 intelligence とは古くギリシャ時代のキケロ M.T. によって作られた言葉といわれます。知能の研究を最初に行ったのはビネー A. (1905) です。知能テストは20世紀の生んだ最高の評価技術といわれています。知能は抽象的概念です。知能を生物学的に脳の回路として明らかにすることはできません。ただ、"知能が言語、体験、学習、記憶と密接に関係する"と言うことは確かです。知能の成長には、体験や体験からの情報が脳の後方から入り、頭頂葉、側頭葉を中心に理解され、記憶され、それらが前頭葉に送られ、反応として計画され、その反応した結果が記憶に留められるという後方から前方への回路の積み重ねによって成長して行くと理解できます。すなわち、知能は体験と記憶の学習なのです。

　ビネーは、いろいろな機能ごとに作った質問への正答率から精神年齢 mental age という概念を作りました。ビネーの死後、彼の知能論は英米の心理学者に大きな影響を与えました。スピアマン C.E. (1927) は相互関係の因子分析から知能には個々の知的活動に関与する特殊因子と全体の知的活動に関与する一般因子があるとし、キャッテル R.S. (1971) は、知能には言語に対応する結晶性知能と非言語的推論に対応する流動性知能があるとしました。なお、ビネーの考える知能は精神 mentality に近い概念でしたが、実用性の高さからビネーの考案したテストはシュテルン W. (1912) によって知能指数 (IQ; intelligence quotient) という考えへと発展しました。知能指数は生活年齢（月）を分母に、精神年齢（月）を分子にし、100をかけた数値です。

　その後、知能の研究は因子分析という流れとなり、ギルフォード J.P. は (1969) は 150の因子の組み合わせからなる立方体によって知能を説明しました（図9-1）。その後、知能とは WISC テスト (Wechsler Intelligence Scale for Children) や WAIS テスト (Wechsler Intelligence Scale for Adult) などの標準的な知能テストで示されるものという概念にもなりました。そして、よく知られているように偏差値 deviation value という概念を生みました。このような知能の因子分析論的研究は知能を収斂的思考に重点をおいた評価としました。アルゴリズム (algorithm、収斂) 的思考とよばれます。これは将来を推測する点では弱点ともなりました。

　しかし、知能テストを作ったウエクスラー D. (1896-1981) は知能を「自分の環境に応じて目的に沿って行動し、合理的に思考し、効果的に処理する集合的またはグローバルな能力」と定義しています。アメリカの哲学者であり心理学者であるボールドウイン D.J. (1895) も、知能の発達は調節と同化であるとしました。調節とは順応性のある変化であり、同化とは環境からの影響による変化であります。これらの考えは次に述べる認知論に重なっていきます。知能の概念も少しずつ変化をしているといえましょう。

　知能は、体験・経験の学習によって成長すると述べました。学習は経験を理解し、記憶し、獲得する過程をさし、記憶は経験を貯蔵し想起することと関係します。貯蔵の機構には両側の辺縁系（海馬、扁桃体、帯状回など）が関与し、理解には頭頂葉と側頭葉の連合野が関与し、想起に

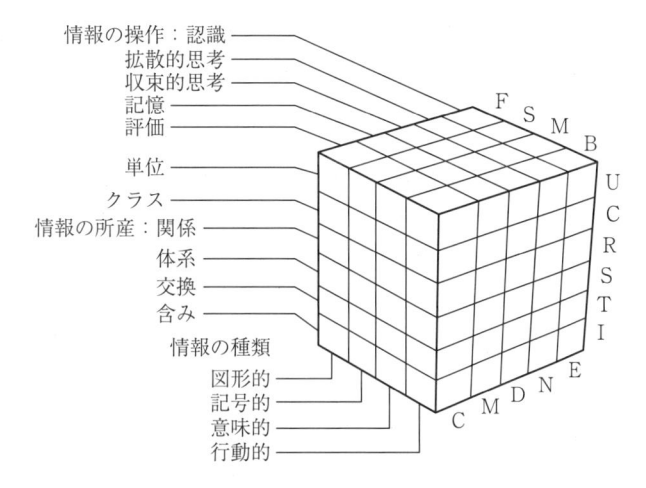

図9-1　ギルフォードの知能構造モデル
　ギルフォードは、知能を情報の操作、所産、種類という3面から考え、それらはお互いに複合されていると理解し、立方体として知能を図示しました。結果、知能には150の因子があるとしました。

は前頭葉の機能が加わります。

　学習と記憶は硬貨の裏表の関係であり、どちらも経験に対して脳が機能を変化させていくことになります。これは熟練とも云えます。熟練についてはアメリカの心理学者アンダーソンJ.R.の提唱した思考の適応処理アクト理論（ACT；Adaptive Control of Thought、1976）があります。すなわち、手続き的記憶をプロダクション・システムとし、この繰り返しにより充実が行われ、作業記憶の中の音韻性ループを宣言的記憶とし、前者の実行と後者の貯蔵による作業記憶が機能化し、熟練した能力になるという適応処理ネットワークの成長です。

　人間の脳は、新しい課題に対して最初は右の脳を主体にして反応することがfMRIの研究で明らかにされています。熟練の効果が上がるにつれて対応の主体は左の脳に移っていきます。なぜ初めは右脳で、なぜ慣れてくると左脳が中心になるのかはまだうまく説明できていません。

　また、今日、知能に関与する遺伝因子は350をこえるとされています。そして、その半数以上がX染色体上にのっているともいわれています。後述する脆弱X症候群のような知的能力に関与するX染色体上でのDNAの存在も明らかにされてきました。

2．創造と発見 —認知とは—

　旧い概念での知能の中心には理解力や記憶の機能があり、これらは後頭葉、頭頂葉、側頭葉が中心となるのに対して、創造や判断、計画などの機能の中心は前頭前野皮質となります。前者は学童期に主として育ち、後者は思春期に育っていかねばなりません（図9-2）。

　それでは認知 cognition とはどのような概念でしょうか。認知心理学をスタートさせたナイ

| 学童期 | 思春期 |

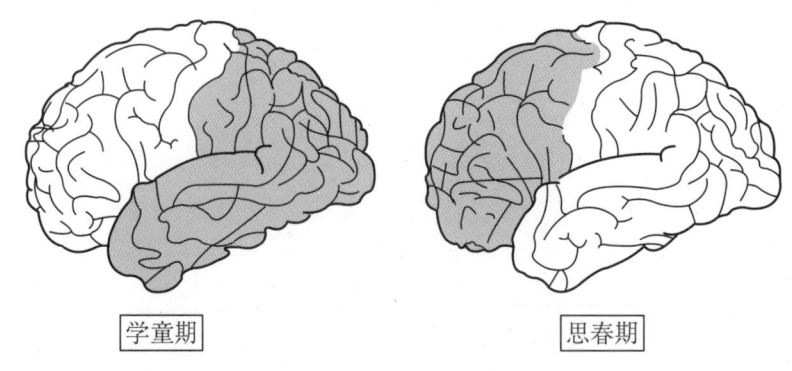

図9-2　知能と認知で主体的に機能する脳
　知能の回路網は複雑な言語や文書の記述、それらの記憶に関わります。その部位は後頭葉、頭頂葉、側頭葉を中心に行われています。一方、認知の回路網は思考や行動の計画、意欲、抑制、実行に関わります。その脳の部位は前頭葉を中心にして行われていきます。

　サー U.（1967）は、「認知とは感覚器からの入力情報が変形、減少、精緻化、蓄積、回復されて使われる過程である」としています。神経生理学に考えるならば、認知は一次感覚野に入力された情報が左右の頭頂葉、側頭葉の連合野において理解と記憶を行い、前頭葉をふくめて思考、推論、計画、創造、抑制などの処理過程を行っている能力といえます。認知的知能は前頭葉を含めた脳全体の機能に重きをおいた考えといえます。認知で評価される能力はより大きく拡散的（ヒューリスティック heuristic）な要素を含んでいます。

　創造性 creativity とは目新しく独創的で、かつ価値のあるアイデアを産出する機能とされます。アルゴリスティックな答えでは創造はできない思考です。創造性は偶然に正解となる場合もありますが、多くは失敗をくり返して成功するものであります。経験による学習が根底にあります。

　ゲシュタルト心理学を体系づけたウェルトハイマー M.（1880-1943）も主観的な経験の役割を重視し、要素主義を否定しています。とくに創造と発見という領域では図形の知覚機構での実験から視覚は要素より全体を無意識に見ているとしました。二人の顔が向き合っているようで、逆にワイングラスのようにも見える絵の現象です。いろいろな図形を見る場合、視覚は同じ形をまとめて見てしまったり、円の途中が欠けていても円として想像してしまう現象です（図9-3）。これはサイモン H.A.（1957）が述べたように、利用可能なすべての選択肢を入念に分析検討することはせずに問題解決に大雑把な考えで決定していく心の動きに重なります。ヒューリスティックな考えによる意思決定とされています。そこでの意思決定はつねに合理的ではありません。しかし、そこに思いもかけない発見が存在することも事実です。ピカソの絵に世界が惹かれる理由がここにあります。

　創造性には精神的柔軟性が必要です。答えは1つではなく、これもある、あれも捨て難いという思考です。これは前頭前皮質の背外側部が中心となり、帯状回や海馬、そして後頭葉、側頭葉、頭頂葉との連携により実行に移されていると理解されています。後頭葉－側頭葉系を使って何 what であるかを理解し、後頭葉－頭頂葉系を使ってどこ where にあるかを理解して、その上に作業記憶と実行機能が働いていきます。

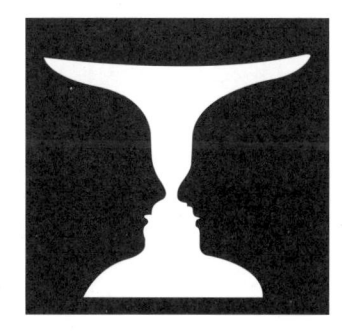

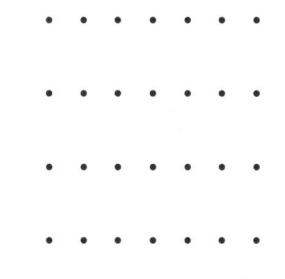

図9-3　ゲシュタルト原理（形態原理）で提示される図
　左図はあいまいな絵ですが、よく見ると花瓶に見えたり、2つの顔に見えたりします。右図は点の配列ですが、ちょっと見ますと4列に見えます。これはゲシュタルトの原理といわれます。個々の要素や部分の総和を越えた性質のあることを指摘しました。ここでは図で示されていますが、音でも同じ効果が生じます。音符とメロディーの関係です。この考えはゲシュタルト心理学となり、認知心理学へと発展しています。

3．思考と意欲 —実行機能とは—

　思考 thinking とは、観念や考えをもつ行為や過程のことを指します。熟練による問題解決の成長、創造性による先への見通し、そして判断や意思の決定となります。

　意思決定 decision making とは一組の案の中から好ましい選択肢ないし行動計画を選択する行為や過程をさします。この選択には絶対的なものとあいまいな選択があります。この過程は前頭葉で行われますが、前者はより頭頂葉や側頭葉で計算されるものの影響が強く、後者の場合はどちらが好みですかといったあいまいな判断が前頭葉主導で行なわれていきます。後者の場合はその時点での正解はありません。社会事象の中での意思決定では、この後者の選択がしばしば求められます。冬や夏の季節の変わり目で、その日に着る衣類の選択や、戦いでの戦略の選択などです。多くの切り口からの選択となります。この選択にはチャンク化 chunking という理論があります。人間の短期記憶の情報は7項目が限界とされています。そのため人間は多くの情報をグループに分けて整理し再生を可能にするという理論です。うまく考える人はこの手法をうまく利用している人なのかもしれません。

　意思決定は性によっても異なります。男性は状況依存的でありますが、女性は状況独立的です。男性はあいまいに決定しますが、女性は意見をなかなか曲げることができません。状況依存は空間的能力に影響されており、右脳的であります。一方、独立依存は言語的能力に影響され左脳的です。男性の左脳損傷患者では、この状況依存はさらに強くなり、右脳の損傷患者では独立依存性が強くなるという報告があります。すなわち、男性では右脳主導が目立ち、女性では左脳主導が目立つことになります。これは左右の脳を結ぶ脳梁と交連の線維量が男性に少ないためなのか、男性の脳は両半球で前脳部と後脳部での線維連絡が強いため機能的統合が右脳で強いためなのか、あるいは右脳にはノルアドレナリンが広く分布し、かつエストロゲン受容体が多いのに対し、左脳にはドパミンが広く分布しているからなのかは不明です。

思考の根底には意欲 volition があります。意欲はどれだけ満足できるかの程度に関係し、満足できる内容が大きければ大きいほど意欲がおきてきます。この意欲が行動のスタートとなります。これは前頭葉が中心となる実行機能 executive function のスタートです。実行機能は前頭葉によって機能します。レザック M.D. によれば実行機能とは"人が自立して生活でき、目的に沿って行動できる能力"と定義しています。この概念は"実行する脳 Executive Brain"として刊行されたゴールドバーグ E. の名著によって世界に広められました。正しい実行機能は、①行動をおこす意欲をもつ、②目標と目的を明らかにする、③行動計画を立てる、④手段を時間に従って選ぶ、⑤順序正しく実行する、⑥結果を評価して次に生かす、となります。

4．社会的成熟 —人格との接点—

　社会的成熟、すなわち社会化 socialization とは何でしょうか。社会化とは、社会生活を送る上で必要不可欠な能力で、人間の社会的、心理的相互交流を可能とする能力とされます。すでに述べました意識・注意、感情、記憶、言語などを駆使し社会にうまく適応する行動です。これを動かす脳は社会脳 social brain ともいわれています。社会脳とは、人間を含む生物が複雑な社会の中にあって他者の意図や性格・情動などでの情報処理を行い、心理的相互交流を可能とする上で必要不可欠な社会的知識を駆使する能力であるとされています。社会的認知力ともいえましょう。
　社会的認知機能の具体的な能力として、近年の神経科学は顔や表情、視線の認知、そしてプレマック D.（1978）のいう「心の理論 theory of mind; ToM」を研究対象としています。他者の感情を知る機能です。精神医学は知、情、意によって心を説明し、疾患の治療に当たりました。社会脳とは知、情、意の統合された機能ともいえましょう。これらの機能は社会的成熟を意味する人格 personality と重なります。この異常は成人においては統合失調症や人格障害であり、若年・小児では自閉症や行為障害などとなります。サリーとアンでの課題遂行や白雪姫での意図の理解がサンプルテストとして有名です。
　コンピューター科学による画像解析学と分子生物学の進歩は、社会脳には前頭葉システムが中心的に関与していることを明らかにしてきました。前頭葉は、思考、計画、意欲、意思、創造、洞察、抑制などの機能と関連します。しかし、誤解すべきでないことは、上記の機能障害はすべてが前頭葉に責任があるわけではないことです。前頭葉に情報がもたらされる前段階のシステム障害でも生じてきます。表情の理解は後頭葉の1次視覚野から始まり、側頭葉の紡錘状回、上側頭回、扁桃核の順に情報が通過して前頭葉へと進みます（ブラザース L.、1990）（図9-4）。
　眼窩前頭皮質を含む腹内側前頭前野はすべての感覚野や辺縁系からの情報を受け取って表情や身体の動きの理解に対応しています。この反応は霊長類などにも共通していることが報告されています。ここに障害をもつヒトはその場の社会的状況に適切に反応できません。紡錘状回も視覚野の延長線上にあり、顔に選択的に賦活されていく相貌認知に関与する領域とされ、この反応は顔刺激が提示されて約170 msec で賦活されています。また、扁桃体もすべての感覚野から情報

を受け取り記憶し、これを判断に生かしています。逆に、眼窩前頭皮質（前頭葉内側部、11、12野）の損傷では行動に落着くことができません。機嫌の変動が激しく、衝動を抑制することができません。

社会脳は、上に述べてきたシステムによって受け取った情報から、反応行動としてのシステムにおいても能力を発揮せねばなりません。このシステムのスタートは意欲です。刺激の理解から意欲、意欲から行動指令へと進みます。ここでは背外側前頭前野（9、10、46野）の機能が重要となります。ここに損傷をうけた患者さんは気持ちがいつも無力、無関心であるとともに、逆に意味のない行動を途中で止めることもできません。ゴールドバーグはこれを「未熟な人格」と述べました。善悪がわかっていてもそれを抑制できない道徳性の未成熟です。これらの症状は前頭葉症候群 frontal lobe syndrome ともいわれています。後述する認知症の中のピック病とも重なります。

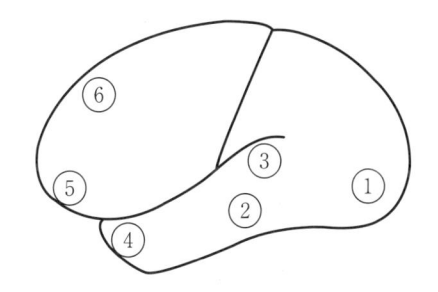

図9-4 表情認知で機能する主要部位
①下後頭回、②紡錘状回、③上側頭回、④扁桃核、⑤前頭眼窩野、⑥背外側前頭前野
　表情認知は人間の社会性にもとめられる重要な機能の1つです。表情認知と応答に関与する主要な部位はここにあげた7つの部位が推測されています。この図はこの7つの部位がMRIではどの部位で確認できるかを示したものです。なお、MRIでは脳低部が映像される水平断面で、⑤の前頭眼窩野、③の上側頭回、④の扁桃核、②の紡錘状回を確認することができます。なお、扁桃核の後方に海馬が確認でき、その内側に海馬傍回を見ることもできます（図13-1）。

なお、この前頭葉の機能障害には前頭葉自体の異常だけではなく、脳幹網様体と前頭葉系、後部大脳皮質と前頭葉系、あるいは尾状核と前頭葉系での回路システムの重要性を強調する考えもあります。ゲシュビント N.（1965）による離断症候群 disconnection syndrome の考えです。これらの研究と臨床上での考察は、心の障害に悩む疾患の病態解明の研究で大きく進まねばならないこれからの領域でもありましょう。

前頭葉の研究で世界のリーダーであるゴールドバーグ E. は前頭葉を以下のように述べています。前頭前野皮質は、「計画を実行に移すのに必要な認知技能を選択し、それらの技能を調節して正しく順序立て、意図に沿って行動を選択し、さらにその行動が成功したのか失敗したのかまで評価している」と。当然、そこには視床、視床下部、尾状核、扁桃核、小脳、帯状回、そして大脳皮質の後頭葉、側頭葉、頭頂葉が深く関係します。大脳全体ともいえます。

なお、ここに忘れてはならないのは、シナプスを動かすさまざまな化学伝達物質の関与です。とくに脳幹から前頭葉に広く分布するドパミン、セロトニン、アセチルコリン、ノルアドレナリン、メラトニンなどのアミン類、グルタミン酸、GABA、タウリンなどのアミノ酸類、グルココルチゾールなどのホルモン類がさまざまに関与しています。

人格の成長とはこのような脳のシステムによって本能の上に思考や行動がより成熟していくものとして説明されることになりましょう。しかし、ここで改めて理解しておかねばならないことは人間の前頭葉は50歳になっても成長を続けているということであります。逆に、後述するメタンフェタミンなどの麻薬はこれらニューロンの成長と機能を崩壊させることになります。

第10章 器質的な障害による脳の病気

[ポイント]

　脳の障害を大きく分けるとすれば、器質的な障害、機能的な障害、そして両者を併せ持つ障害に分けることができます。今日の進歩した脳科学でこのような分類を行うのは正しいとはいえなくなりました。しかし、初心者が理解するには便利な考え方です。すなわち、神経組織に形態上での変化が見えるか見えないかで分けることになります。この変化は歴史的には顕微鏡によって判断されてきました。ここではこの考え方にそって説明をします。

　器質的な障害による脳の病気には、先天的にニューロンが正常な形態をとっていない病気と、正常に成長した後に壊れていく病気があります。

　機能的な障害による脳の病気には、遺伝的背景が重なっている病気と正常に働いていたニューロンが外因の加重により働かなくなっている病気に分けられます。

　また、この両者が混在している病気があります。

　第10章では器質的な病気を、次の第11章では機能的な病気を、第12章では混合している病気に分け、それぞれの代表的な病気を概説します。

　なお、ここでは本書の目的に沿うため病気の説明は基本的な内容のみとします。各病気の詳細な内容についてはそれぞれの専門書を参考にしてください。

　また、リハビリテーションについてもほとんど触れていません。それぞれの疾患については専門書を参考にしてください。

重要な用語：染色体異常症、ダウン症候群、脆弱X症候群、プラダー・ウィリー症候群、結節性脳硬化症、レックリングハウゼン病、フェニールケトン尿症、ミトコンドリア異常症、アルツハイマー病、パーキンソン病、プリオン病、胎児感染症、エイズ、脳外傷、被虐待児、脳卒中、ラクナ梗塞、脳性まひ、多発性硬化症、脳腫瘍、頭蓋内圧亢進

1．先天的な原因によって生じる病気

ニューロンの変化が先天的な原因によって生じている病気があります。病名としては、染色体異常症、奇形性疾患、遺伝性疾患などであります。共通することはニューロンの形態異常です。その形態の異常は先天的、奇形的、成長障害的な変化となります。

（1）染色体異常症

染色体異常症 chromosome abnormality ではダウン症候群 Down syndrome を代表とします。人の染色体は46本（23対）ですが、ダウン症候群は21番目の染色体が1本過剰にあり、47本の染色体をもっています。21トリソミー trisomy とよばれます。トリソミーとは3本という意味です（図10-1）。

症状は知的障害と奇形です。知的障害は軽い人から重い人までさまざまです。残念ながら正常数染色体とトリソミー染色体の混合しているモザイク型を除いて知的障害のまったく見られない場合はありません。ダウン症候群では顔貌の異常が必発で、臨床的には顔貌によって疑いがかけられます。他に心臓の奇形、消化器系の奇形、手指などに小さな奇形が見られます。1,000〜800出生に約1名の頻度で生まれています。ダウン症候群の生命予後は50歳ぐらいとされています。高齢になったダウン症候群には認知症の発症がしばしば認められてきます。

原因は、配偶子とよばれる卵子や精子が作られるときに染色体が23本ずつの均等に分かれず、22本と24本に分かれ、この24本の配偶子がもう一方の23本の配偶子と受精卵となった時に生

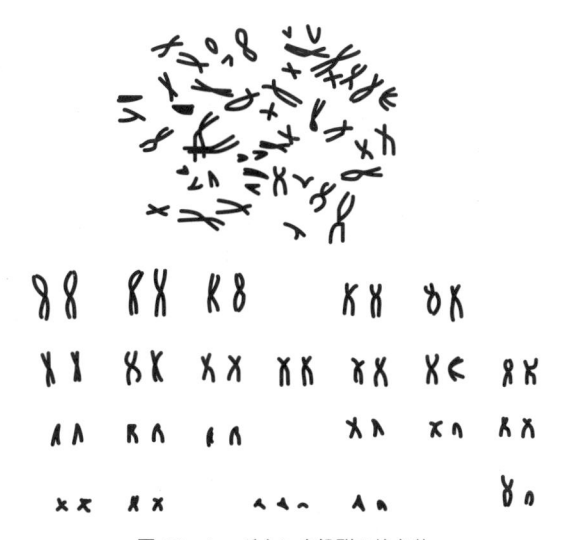

図10-1 ダウン症候群の染色体
上段はリンパ球が染色体に分裂している図です。下はそれを大きさの順に並べた図です。小さい方の21番目の染色体が3本あるのが確認できます。

じます。卵子や精子のこの不均等な不分離は親の高齢化や若すぎる若年者でリスクが高くなります。脳ではニューロンの形成障害に代表されます。ニューロン自体が小さく、樹状突起の成長も未熟です。当然、シナプスの形成も劣ります。遺伝子の異常から奇形形成が生じる機序に関しては不明です。対応は能力に応じた社会参加です。

　なお、他の染色体異常によるトリソミーには13トリソミーや18トリソミーがあります。しかし、多くは乳児期に死亡しています。また、染色体の少ない45本の受精卵はモノソミーといいますが、X染色体が1本しかないターナー症候群の場合を除いて生命の維持ができません。

　また、染色体異常症には染色体の一部が切断している場合や他の染色体に付着して過剰な染色体となっている場合もあります。前者は欠失、後者は転座とよばれます。これらは遺伝子量に過不足がなければ何も問題は生じませんが、過不足があれば問題が生じてきます。

（2）奇形と奇形症候群

　奇形 malformation を伴いながら染色体に異常の発見されない病気があります。二分脊椎、先天性水頭症、滑脳症（無脳回）などです。これらの疾患は単独奇形ですが、一定の頻度で発症しています。進化に伴う生物の宿命とされています。

　ひとりの人間に複数の奇形がきまった内容で生じる病気もあります。奇形症候群 malformation syndrome とよばれます。しばしば発達障害を合併します。近年、これらの疾患にも原因や病態が少しずつ解明されてきました。ここでは代表的な病気を取り上げます。

1）脆弱X症候群 fragile X syndrome

　精神遅滞児（知的発達障害児）に染色体検査をしますと通常では見られないX染色体の長腕部の先端に形成不良のみられる場合があります（図10-2）。脆弱X症候群とよばれています。知的障害のほかに落ちつきのなさや耳の大きな特徴をもちます。頻度は男児で4,000に1人とい

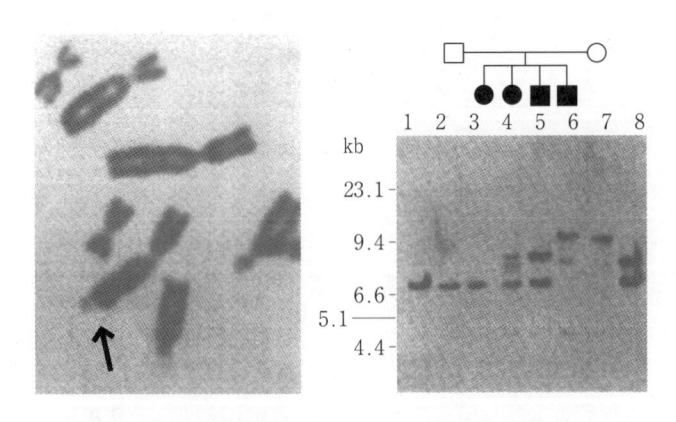

図10-2　脆弱X症候群のX染色体とDNAの泳動パターン
　左図の染色体では、X染色体の長腕部の末端がちぎれたような形をしています。脆弱X染色体とよばれるゆえんです。右図はこの家族について該当するDNA断片をEcoRIという制限酵素で分割し、電気泳動をした図です。父親からの遺伝子（1本）と母親からの遺伝子（2本）が確認できます。それとは異なる泳動度を示すパターンが知的発達障害の子どもたち（●と■）に認められます。DNA（CGG）の延長が確認されます。

われています。女児にもまれに発症する場合があります。

　すでに FMR-1 遺伝子が原因遺伝子と判明していますが、この遺伝子の上流にシトシン・グアニン・グアニン（CGG）の DNA 配列が健常者では 60 コピー以下の連続であるのに 60 から 200 に及ぶ長いコピーであることが発見されました。トリプレット・リピート triplet repeat disease（反復配列）病とよばれています。この過剰のリピートのため FMR 1 遺伝子からの蛋白合成がおこらず、知的障害が生じてくると解釈されています。この染色体の異常は葉酸欠乏下で細胞培養をすると同じ現象が生じるため患者さんには早期から葉酸を投与する治療が行われています。

　なお、このトリプレット・リピート病はあとで述べるいろいろな病気にも発見されてきました。

2）ゲノムインプリンティング病 genome imprinting

　ゲノムは父の精子と母の卵子からの遺伝子が対を作ることで始めて完全なゲノムとなり、細胞となります。精神遅滞児の中に、染色体のごく小さい部分に欠けた所があり、そこに一方の遺伝子から DNA が刷り込まれている病気が発見されました。プラダー・ウィリー症候群；Prader-Willi syndrome とアンジェルマン症候群 Angelman syndrome を代表とします。症状は共通して知的発達障害であり、前者は肥満と過食、後者はてんかん発作を合併します。

　両者とも 15 番染色体での同じ場所での片親からのゲノムの欠失が原因です。

　対応は教育支援と肥満からの糖尿病の予防やてんかんの治療となります。

3）神経皮膚症候群 neurocutaneous syndrome

　皮膚の母斑（色素斑）とさまざまな神経症状を特徴とする病気です。代表的な病気として結節性硬化症や神経線維腫症があります。症状はさまざまな皮膚の異常で、血管腫、皮脂腺腫、カフェー・オ・レ斑などの母斑がみられます。その他、知的発達遅滞やてんかん発作などがあります。母斑症ともよばれています。

　原因は受精卵が分割していく早い時期（胚胞期）に生じる異常遺伝子の発現です。その結果、受精卵の外胚葉から作られてくる身体の一部に異常が生じています。外胚葉の神経堤からは皮膚と神経系が作られますので、神経皮膚症候群ともよばれます。同じ病態として説明される病気は 50 種を超えており、結節性硬化症では TSC1、TSC2 が、神経線維腫症では NF1 での遺伝子異常が発見されています。脳には肉眼で認めるほどの大奇形はありませんが、神経細胞レベルで巨大細胞（巨大アストロサイト）などの奇形グリア細胞が認められます。これらは腫瘍に近い性質をもつため脳腫瘍が発生することがあります。根本的な治療法はなく、てんかんなどの薬物治療と能力に応じた社会生活訓練です。

（3）先天性代謝異常症

　（1）と（2）で述べてきました以外に遺伝子から作られる蛋白質に異常があり、それによって生じる病気があります。この蛋白質は酵素とよばれ、この酵素の異常は代謝上での異常をおこしてきます。先天代謝異常症 inborn errors of metabolism とよばれます。

　代謝異常はアミノ酸代謝、脂質代謝、ムコ多糖代謝、糖質代謝、ミトコンドリアやペルオキシゾームなどでの代謝異常をおこしてきます。代謝異常によってニューロンの成長が障害される病

気から脂質代謝やムコ多糖代謝のように細胞内に分解されない物質が蓄積して異常が生じてくる病気があります。前者はフェニールケトン尿症 phenylketonuria などのアミノ酸代謝異常症、ウィルソン病、一部のクレチン症 cretinism（先天性甲状腺機能低下症）などで、後者は白質ジストロフィー、脳脂質症、ムコ多糖体蓄積症などがあります。

ミトコンドリア異常症とは、ミトコンドリア mitochondria に約 17,000 bp のわずかな DNA があり、その異常によって生じてくる病気です。ミトコンドリア DNA は呼吸に関係する蛋白を合成して細胞内でエネルギーの供給を行っていますのでミトコンドリア異常はエネルギー系の酸素に依存性の高い神経系や筋肉の病気となります。ミトコンドリア異常症の特徴的なことは、ミトコンドリア DNA は卵子からのみ遺伝するため、母系（母性）遺伝というメンデル遺伝では説明できない特異な遺伝形式をとります。治療は、エネルギー代謝をサポートするビタミン剤などの大量投与が行われています。

先天代謝異常症の症状は多彩で、知的障害、てんかん発作、運動障害、多動などを示します。視・聴覚障害を示す場合もあります。経過も一生にわたりほとんど変化しない病気から徐々に退行する病気、急速あるいは突然に悪化を示す病気とさまざまです。脳内の変化ではニューロンの消失や空胞変性などが見られます。細胞内で未分解物質が蓄積する病気はライソゾーム病といわれます。

現在、新生児マス・スクリーニングによりフェニールケトン尿症、先天性甲状腺機能低下症、ガラクトース血症、ホモシスチン尿症などが新生児期に発見され、特殊ミルクや薬による治療が行われています。近い将来、タンデム・マスによるスクーリングが開始され、有機酸代謝異常症も含めた代謝異常症の早期発見と治療も始まってきます。

（4）神経変性疾患

成人期以降に発症する神経変性疾患にはアルツハイマー病、パーキンソン病、クロイツフェルド・ヤコブ病、ハンチントン病、筋萎縮性側索硬化症、脊髄小脳変性症、プリオン病などがあります。

近年の研究ではこれらのほとんどは関係する蛋白の異常によって脳機能の低下が生じてきていることが明らかにされてきました。その細胞にとって重要なタンパクが正しく作られない、あるいは分解されないために病気が生じています。遺伝子によって作られる1本のタンパク質（ポリペプチドとよばれます）はフォールディング（折りたたみ）とよばれる機能によって機能できるタンパク質に成長するのですが、これがうまく機能しなくタンパクの異常な凝集などが生じています。この機能は分子シャペロンというタンパク質の関与によって行われています。

1）アルツハイマー病 Alzheimer disease

1907年アルツハイマーにより報告されました。場所や時間がわからなくなる見当識障害、記憶力低下、自発性の低下、いろいろな失行、感情抑制困難、被害妄想、同じ会話、抑うつ状態などを症状とします。認知症とよばれる疾患群の代表です。女性にやや多く、加齢とともに発症率が高くなります。遺伝性は1～2％です。

異常遺伝子も3個ほど見つかっています。アセチルコリンやドパミンの減少が確認されており、異常アミロイドβタンパク（Aβ42）の蓄積がみられます。異常タンパクが凝集するメカニズムの根本的な病態の解明には至っていません。なお、つぎに述べる脳のニューロンに生じる神経原線維変化は軸索の微小管を機能化しているタウ蛋白の異常によって生じていることが明らかになっています。

脳組織の特徴は大脳皮質にしみ状にみえる円形の老人斑（アミロイド斑）と神経細胞の変性による神経原線維変化です。海馬、扁桃核に目立ち、組織の病変は側頭葉・頭頂葉から始まり、次第に前頭葉に及ぶとされています（図10-3）。

なお、アルツハイマー病に類似の疾患として社会性の消失や過食などの食行動を特徴とする前頭側頭型認知症（ピック病 Pick disease）と、幻視を特徴とするパーキンソン病を合併するレビー（Lewy）小体型認知症があります。いずれも病態はアルツハイマー病と類似し異常蛋白の凝集です。

治療はアセチルコリンエステラーゼ阻害剤（ドネペジル）が発病早期例に生活リハビリテーションと併用して投与されています。将来に向けてワクチン療法も研究されています。

2）パーキンソン病 Parkinson disease

1817年パーキンソンJ.により報告されました。症状は、進行する運動障害からはじまります。中心は運動制御での障害で紙を親指と人指し指で丸めるような運動、手足の震えと姿勢保持の異常、動きの鈍さなどで発症し、歩行困難、起立困難、仮面様の表情、感情の不安定が目立ってきます。頻度は1,000人に1人とされていますが、増加しているようです。

病態は大脳基底核の尾状核と被殻へのドパミン供給が低下しています。その根底には脳幹の黒質ニューロンでのドパミン産生障害があります。黒質ではメラニンが産生されているためパーキ

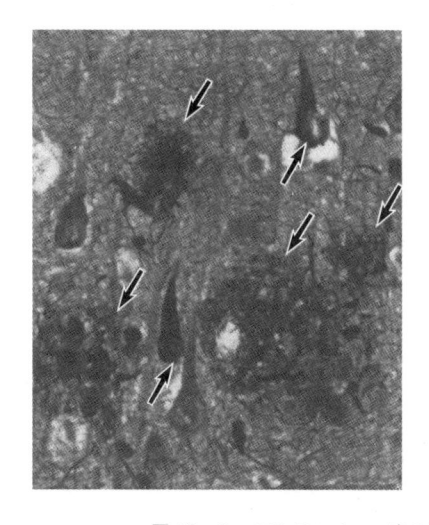

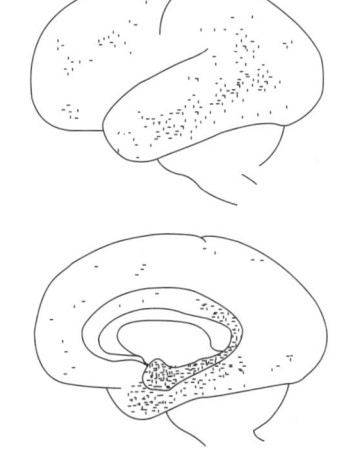

図10-3 アルツハイマー病の脳組織と変化の目立つ部位
左図はアルツハイマー病の神経組織です。ボーと円形に見える老人斑と黒い壊死細胞となっているアルツハイマー原線維変化が特徴的に認められます。老人斑は物忘れの程度でも見られるといわれています。右図はアルツハイマー原線維変化の目立つ脳の部位です。海馬を中心に側頭葉から頭頂葉にかけて目だちます。

ンソン病では黒質が青白くなって見えます。しかし、この病態の解明もまだ不明です。一部の患者さんでは遺伝性を示しています。この疾患が発見されたきっかけはアメリカで合成麻薬MPTPを使う若者の示す症状がパーキンソン病と同じであったことからドパミン不足が明らかにされました。病態解明のきっかけとなった劇的なエピソードです。

治療にはL-DOPAの使用のほか、黒質への胎児幹細胞の移植なども行われています。

3）クロイツフェルト・ヤコブ病 Creutzfeldt-Jakob disease

中年以上の年齢で発症し、亜急性の経過を示す痴呆、運動障害、不随意運動、ミオクローヌスを特徴とします。頻度は100万人に1人とされています。

1982年プリシナーS.によりプリオン蛋白が原因蛋白であることが明らかになりました。また、この蛋白は他の動物に発症させることも明らかになりました。また、パパアニューギニアの土俗の人に死亡した人の脳を食べる習慣があり、ここにも同様の病気が生じていることから潜伏期が問題になってきました。ところが、イギリスで牛の餌に牛肉をとった後の牛の骨や脳を餌にして与えたことで多数の牛に同じ病気が発症したため、牛プリオン病（狂牛病）の存在も明らかになりました。現在、プリオン蛋白は正常型と異常伝播型に分けられ、後者ではプリオン蛋白にあるβシートが異常に長く凝集していくことがわかっています。これが細胞を死に追いやっているとともにこのβシートに伝搬性があると考えられています（図10-4）。近年では羊のスクレイピーなどの病態との共通性からプリオン病 prion disease ともよばれています。

脳では、大脳皮質から基底核、脳幹、小脳、脊髄に至る広汎な領域でのニューロンの消失とグリオージス（ミクログリアの増加）を特徴とします。顕微鏡下では脳はスポンジ（海綿）状に見えます。わが国では脳外科手術で輸入された人の硬膜を移植した人にも多数の発病者（医原性CJD）が見られています。治療法は残念ながらありません。

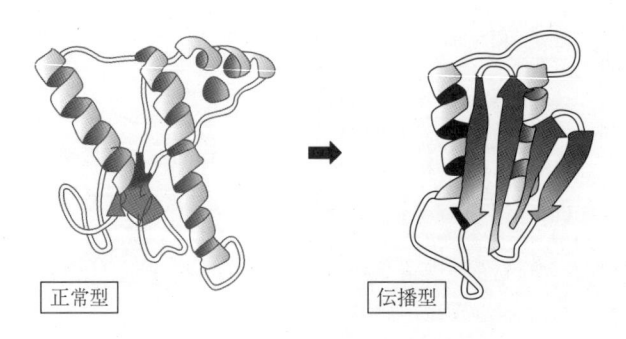

図10-4　異常化する蛋白質（プリオン蛋白）

遺伝子によってアミノ酸が順に作られていきますが、最初は1本の蛋白質でそれはペプチドとかポリペプチドとよばれます。アミノ酸がどんどん長くなるとアミノ酸のもつ親水性と疎水性によってポリペプチドに折りたたみという機構が働き、機能をもった蛋白質に成長します。この折りたたみはフォールディング folding とよばれます。この折りたたみはラセン状に折りたたまれる場合とジグザグに折り込まれる場合があります。前者はαヘリックス、後者はβシートとよばれます。このフォールディングにミスが生じますとβシート部分が無秩序な凝集体となり、病気を発症させます。右の図です。

4）ハンチントン病 Huntington disease

1872年ハンチントンによって報告されました。昔はハンチントン舞踏病といわれましたが舞踏病が必発症状ではないためハンチントン病となりました。

症状は徐々に悪化する不随運動、筋緊張の亢進、知的退行と人格障害です。無欲、投げやりで感情抑制がきかず、道徳意識の低下が進み、多くの患者さんが20年ほどで寝たきりとなっています。発病は30〜40歳で、単一の遺伝子による優性遺伝病です。20万人に1人の発症率です。

おもな病巣は尾状核にあり、尾状核ニューロンの消失、グリア細胞の増加、尾状核の萎縮と脳室拡大、皮質全体の萎縮が認められます。ハンチンチンという遺伝子の異常が見つかっています。この遺伝子の中にシトシン・アデニン・グアニン（CAG）の3塩基が40個以上に長く続いていることが明らかになりました。脆弱X症候群と同じトリプレット・リピート病です。この遺伝子のリピートにより細胞内にグルタミンが連続する異常な蛋白質が生じ、それがアミロイド線維とよばれる異常なタンパク凝集体を作りニューロンを死亡させている可能性が考えられています。治療法は残念ながらありません。

5）筋萎縮性側索硬化症 amyotrophic lateral sclerosis; ALS

中年で発症する運動ニューロンの病気です。進行する筋力低下と筋萎縮で、運動障害は四肢から脳幹に上行し、最終的には言語、呼吸、眼球運動などの機能も消失します。野球のルー・ゲーリックが発病したことからルー・ゲーリック病 Lou Gehrig disease ともいわれています。

原因は不明です。上位運動ニューロンと下位運動ニューロンの両者が侵されます。したがって、筋力低下と腱反射亢進がみられます。神経細胞を障害するフリーラジカル除去因子の遺伝子欠如が家族性の場合に発見されています。フリーラジカルも蛋白質を異常にします。この病気にも治療法は残念ながらありません。

6）脊髄小脳変性症 spinocerebellar degeneration

この病気の病態については、まだ系統的な解決ができていません。遺伝子の発見が相次いでいますが、いろいろなタイプがあり混乱しています。基本となる症状は小脳系の運動失調です。その他、自律神経失調、言語障害や眼振、錐体路障害などがあります。特徴的なことはここでも3つのDNAが反復するトリプレット・リピート病が多く見つかっていることです。グルタミンのCAGリピートだけではありません。治療は残念ながら成功していません。

2．後天的な原因によって生じる病気

（1）中枢神経系の感染症

いろいろな微生物によって神経系の感染症は生じます。細菌感染では化膿性髄膜炎、ウイルス感染では無菌性髄膜炎と脳炎が発症します。症状はいずれも発熱、頭痛、意識混濁、けいれん発作などです。診断は、髄液を中心に血液などの資料から直接的に、あるいは培養により該当する微生物を捕らえ、顕微鏡検査、感受性テスト、血清学的反応、分子生物学的手法によって確定す

ることになります。もちろん感染源や潜伏期の情報、症状の特徴を考慮することが重要です。年齢やいろいろな条件によってさまざまな中枢神経感染症が生じます。

1) 胎児感染症

免疫的な抵抗力をもたない胎児では通常では発症しない中枢神経感染症がおきます。トキソプラズマ、風疹、サイトメガロウイルス、ヘルペスウイルス感染症が有名です。頭文字をとってトーチ（TORCH）感染症とよばれます。近年ではエイズウイルスからの感染もあります。症状は知的障害、運動障害、視聴覚障害、てんかん発作など多彩で、かつ重症です。脳では、ニューロンの消失、石灰化、大脳皮質の異形成、ミクログリアの浸潤などが認められます。

2) 幼・小児期の感染症

細菌とウイルス感染が主体となります。真菌や原虫もまれですが原因になります。

細菌ではインフルエンザ桿菌と髄膜炎菌、結核菌による髄膜炎、真菌ではクリプトコッカスによる髄膜炎が多くみられます。発熱、意識障害、けいれん発作をおもな症状とします。病態は、静脈系での血液循環の障害が生じ、その上流に脳浮腫がおき、神経細胞の壊死をおこします。脳の壊死巣には、ニューロンの消失と血管周囲でのグリア細胞の増加が認められます。まれに脳膿瘍や硬膜下膿瘍をきたす場合もあります。この場合は動脈系の循環障害も生じ、下流領域の脳にも壊死巣が生じてきます。MRI などの画像検査により診断や病巣診断は容易になりましたが、治療には早急な原因菌の確定と抗生物質への感受性テストが重要です。感受性のある抗生物質を早急に投与します。髄液内に投与する場合もあります。けいれん発作に対する抗けいれん剤の投与も重要です。

ウイルス性の髄膜炎ではエンテロウイルス、ムンプスウイルス、単純ヘルペスウイルスが目立ちます。症状は意識障害、けいれん発作などで症状からでは原因が細菌かウイルスかの区別はつきません。脳は浮腫性病変です。治療は、如何にこの浮腫を軽減させ、血液脳関門を守り、免疫能を回復させ、脳内のウイルスを死滅させるかにあります。死亡例では血管周囲にグリア細胞の集積があり、細胞核内にウイルス封入体の存在が確認されるときもあります。

過去に代表的な脳炎であった日本脳炎は予防接種により発症をほとんどみなくなりました。インフルエンザウイルスの場合は肺胞の障害のため呼吸器障害が中心となり、結果として脳血流障害や脳の低酸素状態が生じ、脳浮腫となり、重篤な場合には局所性の壊死像を残すことになります。この場合は急性脳症とよばれます。後遺症に対する早期からのリハビリテーションが重要です。

3) 成人・高齢者の感染症

成人での中枢神経系の感染は免疫抑制剤を使用している人やその他の免疫能の落ちている人々など特殊な基礎疾患をもっている人を除いてほとんどありません。

HIV 感染症では、ヒト免疫不全ウイルス（HIV）の感染により後天的に発症してくる病気を後天性免疫不全症候群;エイズと言います。HIV は注射針や性的接触により世界中に広がりました。HIV は RNA ウイルスで T リンパ球に感染し、リンパ球の DNA に自分の遺伝子を取り込ませ、T 細胞を永久に自分のコントロール下におくことで発症する病気です。免疫機能が弱るため、胎

児感染症と同じような原因での2次的感染症が中枢神経系に生じます。症状は発疹、発熱、リンパ節腫脹などをきたし、また、がん細胞への抵抗力を失わせカポジ肉腫の発症となります。治療はウイルス増殖の抑制となります。性的接触などからの感染予防が第1です。

　高齢者の場合も、免疫能力が低下していますので、胎児感染と同じ病態が生じてきます。サイトメガロウイルスやヘルペスウイルスによる脳炎、結核などの細菌感染による化膿性髄膜炎や破傷風、場合によっては日本脳炎などの発症もあります。

　なお、幼・小児期、成人・高齢者を通じて原虫や真菌などの脳内感染症があります。基本的には細菌感染症と同じ反応となります。また、ペットからの感染も無視できない時代となっています。

(2) 頭部外傷

　頭部外傷 head injury は開放性外傷と閉鎖性外傷に分ける分類があります。しかし近年では、急性期（3日以内）、亜急性期（20日ぐらいまで）、慢性期に分ける場合が多くなりました。治療的視点から考えるからです。急性期では重症度の評価が重要となります。重症度は生命徴候（バイタルサイン）、意識障害、そして局所（頭部）所見で評価されます。なお、慢性期は頭部外傷後遺症と考えます。

　閉鎖性外傷は脳震盪 cerebral concussion と脳挫傷 cerebral contusion に分かれます。前者は血管障害が重複しないかぎり目立った後遺症は生じません。しかし、両者の区別は画像診断の導入により区別が困難になり、今日では局所性脳損傷とびまん性脳損傷に分けるようになっています。いずれも脳には皮質、皮質下に浮腫、出血、微小出血が生じています。クモ膜下出血、硬膜下血腫なども生じます。ニューロンの損傷はびまん性軸索損傷 diffuse axonal injury とよばれる障害です。軸索の中には化学伝達物質が流れていますので、これがストップすることはニューロン間の情報交換がストップすることを意味します。認知障害や自己抑制の効かない人格障害、高次脳機能障害などの後遺症をもたらすリスクがあります。リスクは脳室の拡大と脳萎縮が画像検査で認められる場合に高くなります。

　外力による脳損傷の発生機序には力学的要因からの考えで、直撃損傷、対側損傷、剪断損傷（センダンソンショウ）などがあります。剪断力 shearing force での脳障害とは脳全体に生じるねじれ運動のため脳幹や脳梁にまで損傷が及び、さまざまな脳障害をおこしてきます。なお、開放性外傷では感染症の合併が当然のことながら脳損傷を広げ重度化させます。

　なお、特異なものとして被虐待児症候群 battered child syndrome の脳障害があります。虐待は、身体的な虐待、性的虐待、心理的虐待、ネグレクトに分けられますが、脳病変は身体的虐待に合併します。身体的虐待は脳への直接的、物理的な脳障害です。急性・慢性の硬膜下出血、くも膜下出血、大脳皮質から白質にかけての広範な微小出血、脳幹出血、脳浮腫などからなります。白質病変は髄鞘ではなく軸索病変です。知的障害がきます。

　被虐待児の後遺症には知的障害、行動障害、情動の不安定がきます。悲しいことは成人になってもこの暴力行為が刷り込まれており、わが子に同じ暴力を無意識にくり返すことです。

（3）脳血管障害

脳血管障害 cerebrovascular disorders は、周産期の脳循環障害と成人・高齢者での脳血管障害に分けられます。

1）周産期の脳血管障害

周産期の脳障害は血液循環障害を基本とします。臨床的には脳性まひ cerebral palsy となります。脳性まひとは、受胎から生後4週以内までに生じた脳の非進行性、永続的な脳障害で運動および姿勢の異常と定義されています。多くが2歳までに症状が明らかになります。発生頻度は800～1,000に1名です。周産期医療の進歩により近年では脳性まひ児の50％は1,500g以下の低出生体重児から発症しています。

古典的な脳性まひと低出生体重児での脳病変は大きく異なります。前者の病変は分娩時の無酸素症と局所の循環障害によって生じる皮質下白質の障害です。後者は脳の未熟性と心肺機能の低下による脳の広汎な循環障害であり、場合によっては脳室内出血や脳室周囲白質軟化（障害）となっています。症状は痙直性まひが中心であることに変わりはありませんが、後者では高頻度に知的障害が合併しています。

2）成人の脳血管障害

成人の脳血管障害は脳卒中 cerebral apoplexy といわれます。血管が破裂して出血するタイプと血管が詰って血流を止めてしまう梗塞のタイプに分かれます。いずれも該当する血管から血液が供給されている部位のニューロンは酸素の供給が止まり障害を残します。

出血には脳内に出血する脳（内）出血 intracerebral hemorrhage とくも膜下に出血するくも膜下出血 subarachnoid hemorrhage があります（図10-5）。出血では、脳血管の分岐部に動脈瘤 aneurysm が確認される場合が少なくありません。障害を受ける部位は病変の生じた血管流域のニューロンの壊死だけでなく、出血した血液ヘモグロビンによる細胞破壊もあります。

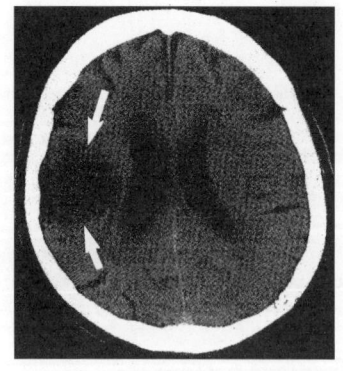

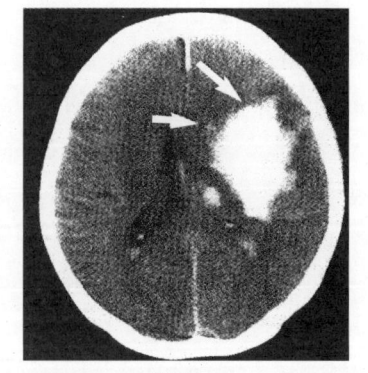

脳梗塞　　　　　　　　　　　脳出血

図10-5　脳梗塞と脳出血の急性期CT画像

救急の場ではCT画像がスクリーニングとしてよく撮影されています。左図は脳梗塞の所見です。梗塞ではそこに浮腫が生じ、水分の含有率が高まります。CTでは黒く写ってきます。右図は出血病変です。出血では血液の中の金属分子の増加により白く見えてきます。なお、急性期では脳内に変化が生じていてもCTでは変化が見つからない場合もあります。

血管がつまるタイプは脳梗塞 cerebral infarction とよばれ、脳血栓によるものと脳塞栓によるものがあります。血栓は動脈硬化により血管内壁が狭くなり血栓ができ、それが血管内腔を詰めてしまいます。動脈硬化は酸化型 LDL コレステロールの上昇により血管内皮細胞が弱められ血管内の筋組織に硬化が生じ血流に淀みが生じ、血栓が発生して、それが流れ出し脳梗塞を生じます。したがって、高血圧をしばしば基礎疾患に持ちます。脳塞栓 cerebral embolism は肺や心臓にできた血栓が脳血管に流れ出て、それが血管を塞ぎ、脳血流をストップさせます。心臓弁膜症、肺疾患などの病気と関連します。

脳血管障害の急性期症状と後遺症は血流停止によって生じたその領域での機能障害と考えることができます。症状としてはまひと失語がしばしば生じます。治療では早期からのリハビリテーションが重要です。

なお、高血圧性動脈硬化による血管障害には、広範に皮質下白質病変をきたす場合があります。ビンスワンガー型（Binswanger type）脳梗塞とよばれます。ビンスワンガー O. によって報告されました（1894）。慢性の血流不足が原因になって白質に病変が広がります。不完全梗塞の状態です。病態は高血圧がおもな原因となってアテローム病変により生じた細動脈硬化症です。認知機能や実行機能の障害、歩行障害があり、血管性認知症の代表的な病気です。

同じ高血圧によって脳幹の橋や線条体の細小動脈に小さな梗塞が生じることもあります。これはラクナ梗塞 lacunar infarction とよばれます。中心となる症状は片まひですが、しばしば進行性を示し、障害部位が広がるとともに重症化していく傾向があります。これらは症状があいまいでも画像検査により容易に診断されるようになりました（図 10-6）。

なお、小児も含めてウイリス輪 Willis ring を中心に血管の狭窄が異常な血管網を伴い発症す

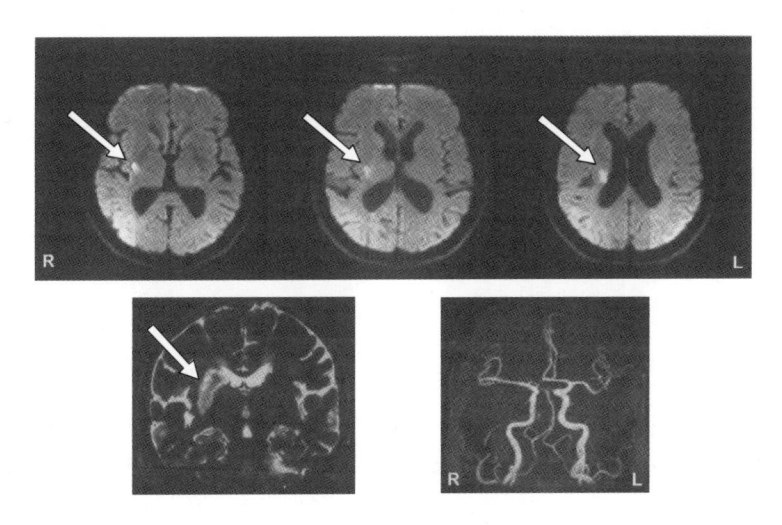

図 10-6 脳梗塞の MRI 画像
図は線条体動脈領域の梗塞像です。上は拡散強調画像の水平断面で、線条体に小さな梗塞所見があります。下の左図は T2 強調画像の冠状断面で線条体に一致して扇状に異常陰影が確認できます。下の右図は MR 血管造影で右の線条体動脈の血流が遮断されています。（武田英孝先生・埼玉医科大学国際医療センター神経内科提供）

るウイリス輪閉塞症（もやもや病）があります。原因は不明です。

（4）免疫異常による疾患

神経系は他の器官に比して免疫学的に隔離されています。リンパ液が流れていないからです。しかし、何らかの原因によりこれが破れると病気が発症してきます。

1）中枢神経系の免疫異常による疾患

多発性硬化症 multiple sclerosis; MS と急性散在性脳脊髄炎 acute disseminated encephalomyelitis; ADEM があります。

前者は、まひや異常感覚、そして視力障害を主な症状とし、時間的に部位的にいろいろな内容で障害をおこします。MRIなどの画像検査の普及で診断が容易になりました。病態はなんらかの免疫異常をおこさせる原因によりミクログリアとTリンパ球が反応し、自らの髄鞘(ミエリン)を破壊します。Tリンパ球が自己のミエリンを他者とみてしまうのです。自己免疫疾患とよばれます。治療は免疫抑制で、メチールプレドニゾロンとインターフェロン β の投与、血漿交換などが行われています。軽快した後のリハビリテーションも重要です。

後者は、同じく感染やワクチン投与を契機にして生じます。まひや意識障害や視力障害などです。病態は多発性硬化症と同じで、治療も同様な治療が行われています。

2）末梢神経系の免疫異常による疾患

ギラン・バレー症候群 Guillain-Barré syndrome と重症筋無力症 myasthenia gravis があります。両者とも急速に発症する筋力低下です。筋トーヌスは低下し、腱反射は消失します。前者では痛みを伴います。ギラン・バレー症候群は末梢神経系、とくに脊髄を被っている硬膜のレベルで末梢神経の根部に浮腫が生じてくるため、末梢神経を流れている静脈からの血漿漏出により髄液蛋白の上昇が生じます。重症な場合は呼吸筋の筋力低下により呼吸まひが生じます。治療は中枢神経系の疾患と同じです。呼吸まひが生じた場合は気道確保になります。ここでも急性期を過ぎてからのリハビリテーションが重要です。

（5）脳腫瘍

頭蓋内に生じた腫瘍を一括して脳腫瘍 brain tumors といいます。ニューロンは基本的には分裂増殖をしませんので、脳腫瘍の細胞は、グリア（神経膠）細胞、髄膜の細胞、それ以前の未熟な細胞、あるいは肺など他の臓器からの転移性脳腫瘍になります。

症状は、頭蓋内圧の上昇による頭痛、吐き気、嘔吐と、腫瘍のできている部位の局所症状となります。頭蓋内圧の上昇は眼底にうっ血乳頭とよばれる乳頭周囲の浮腫状の所見を認めます。とくに髄液の通過する中脳水道などの周囲に発生する腫瘍では早期に頭蓋内圧の亢進症状がみられます。局所症状は大脳皮質ではまひやけいれん発作、運動失調、内分泌異常、視覚障害などが多くみられます。

腫瘍細胞の悪性度からいえば、脳腫瘍は比較的に良性の傾向をもちます。細胞の種類からいえば、グリア細胞からの神経膠腫（グリオーマ glioma）が40％ともっとも多く、次いで髄膜腫

mengioma の 18％、下垂体腺腫 pituitary adenoma の 10％となります。発症する年齢は一定しませんが、比較的に若年成人での発生が多くなっています。小児では脳腫瘍が白血病に次いで多くみられます。成人では大脳に神経膠腫、下垂体に下垂体腺腫が、小児では小脳に髄芽腫 medulloblastoma、頭蓋底に頭蓋咽頭腫 craniopharyngioma が多く発生します。なお、小児では遺伝的背景をもつ腫瘍も少なくありません。もっとも有名なのは網膜芽細胞腫 retinoblastoma と母斑症に発生する奇形性の腫瘍です。

診断は画像検査により行なわれます。以前とは比較にならないほど早期に診断されています。

治療は腫瘍摘出ですが、脳という場所のため困難なことも多く、放射線療法や化学療法が併行して行われています。

第11章 機能的障害による脳の病気

[ポイント]
　ニューロンの変性や消失がないことを基本とします。神経回路網の異常です。しばしば心の病とされます。小児期では広汎性発達障害と注意欠陥／多動性障害であり、成人期では統合失調症、感情障害、麻薬とアルコール依存症、そして両年齢に見られるものとして心的外傷後ストレス障害や頭痛があります。しかし、罹病期間が長くなると器質的変化も生じてきます。

　重要な用語：広汎性発達障害、自閉症、注意欠陥／多動性障害、統合失調症、うつ病、依存症、心的外傷後ストレス障害（PTSD）、頭痛

1．小児期にみられる病気

　小児期の機能的な障害による病気で注意しなければならないのは、以下の3疾患に客観的な診断根拠となるものがないことです。子どもの観察は本人から訴えを聞けないだけに、会話が正しく行えない状況が多いだけに診断には慎重さが求められます。十分な病歴聴取の後、少なくとも30分以上の観察を、かつ環境が変えられて行われるべきと考えます。

（1）広汎性発達障害

　広汎性発達障害 pervasive developmental disorders（PDD）とは、目と目で見詰め合わない、会話や行動で気持ちの交流ができない、そのため感情を共有できないことを基本病態とします。理解できない行動に固執する、コミュニケーションがとれないなどの特徴ももちます。3歳以前から発症しています。この条件に合致する行動の子どもを自閉性障害 autistic disorder とし、これより症状が軽く、言語の遅れが目立たない群をアスペルガー障害 Asperger's disorder とします。なお、わが国では知能の低下のない場合を高機能自閉症という場合があります。

　原因は不明です。ニューロンの組織像にも異常はみられません。双生児研究から遺伝的要因の存在が疑われます。脳の発生途中の神経細胞が機能を獲得する直前にニューロンの回路網に異常

が生じていると考えられています。その背景に遺伝子異常が推測されていますが、確定できるものはまだありません。頻度は1／1000で、男児に多く見られます（3：1）。ただ、頻度が増加しているという意見も多く、とくにアスペルガー障害やそれに類似するグループに多くなっています。診断根拠となる症状に乏しいため非定型自閉症というあいまいな診断がつけられる場合も少なくありません。自閉症スペクトラムという言葉がでてくるのもこの様な理由からです。したがって、診断をつける人はどう指導するのか、どこに指導の目標をもつのかも正しくもっておくことが必要です。治療は社会性や生活機能の向上を目指す教育です。

（2）注意欠陥／多動性障害

注意欠陥／多動性障害 attention deficit ／ hyperactivity disorder；ADHD とは、不注意な間違いをくり返す、忘れ物をくり返す、指示に従えない、落着かない、静かにできない、しゃべりすぎで順番を待てないなどの症状を基本とします。頻度は3〜6％といわれ、男児に多くみられます（5〜6：1）。

遺伝性が一部に認められます。覚醒剤メチールフェニデイト（リタリンやコンサータ）の効果がありますが、病態での説明はできていません。くすりとしては新しくアトモキセチンが発売されました。メチールフェニデイトには依存性があります。

年齢が長じるにつれて不登校やうつ病になり、ひきこもる場合があります。二次的に反抗挑戦障害や行為障害に進む子どももいます。診断上でのあいまいさや学習上の問題などから過剰診断にもなっています。

（3）コミュニケーション障害

コミュニケーション障害 communication disorders という病名は、アメリカ精神医学会の疾病分類 DSM-IV において使われています。DSM-III-R では「言語と会話の障害」としていました。同じ概念は国際保健機関の分類 ICD-10 では特異的言語発達障害となっています。この用語で困ったことには、自閉症や知的障害に合併していることや、わが国の学習障害の診断基準の中にもこのコミュニケーションの障害という言葉が使われていることです。もともとあいまいな用語なのです。

したがって、この項で使うコミュニケーション障害とは、自閉症、学習障害、知的発達障害などに合併してみられるコミュニケーションの障害は除くと理解してください。もちろん DSM-IV でのコミュニケーション障害の定義には、広汎性発達障害や精神遅滞に合併しているものは除くとなっています。この疾患の頻度はまれなのですが、重要な障害です。

DSM-IV は、その内容に①表出性言語障害、②受容―表出性言語障害、③音韻障害、④吃音症の4項目をあげています。ICD-10 の内容も吃音を除いて同じとなっています。なお、ここでの音韻障害には口腔内の器質的、機能的な構音障害でその程度がつよいものとなっています。このことは幼児語が含まれてくることにもなります。ただ、幼児語のまずい音韻は一定の音に限られているため、予後は良いことになります。

一方、表出性言語障害と受容—表出性言語障害は、第8章の言語と脳で述べた成人の失語症とほぼ同じ病態となります。欧米では発達性発語失行として、developmental verbal dyspraxia とか、developmental apraxia of speech とよばれています。子どもの皮質性言語障害、もしくは超皮質性言語障害となりましょう。しかし、成人の失語症のようにブローカー領域やウェルニッケ領域に器質的変化を認めることは少なく、病態は不明とされます。遺伝的背景の疑われる場合もあるといわれています。代表的な病気にウィリアムズ症候群があります。他の皮質性の運動や視覚の障害と合併している場合もあります。

指導は、文字を利用した視覚的アプローチの併用が望ましいといわれています。テレビの画面に文字と音声を一緒に見せて練習が行われています。

2．成人期にみられる病気

こころの病に含まれる疾患には、統合失調症、感情障害（気分障害）、恐怖性障害（神経症）、薬物やアルコール依存症などがあります。

（1）統合失調症

統合失調症 schizophrenia とは、論理的に物事を考えることができず、他人の考えや気持ちを理解できない状態の人を指します。自己意識（自我）の混乱です。発症は20歳代からで人格のほぼ完成するときに一致します。頻度は1／100とけっして少なくありません。症状には陽と陰の2つがあり、陽性症状 positive symptom は被害妄想や誇大妄想、幻視、幻聴などの幻覚、非合理的なまとまりのない思考障害で、陰性症状 nagative symptom は情動反応の消失・平板化、思考の貧弱、ひきこもりなどがあります。

原因には遺伝的因子の関与があります。候補と考えられている遺伝子が数種報告されています。一卵性双生児では50％の発症率です。ドパミンやグルタミン酸のシナプス回路での異常が疑われています。遺伝子がおおまかな脳を作るとき、何らかの原因が作用して脳の回路網に異常が生じ、その上に環境からの影響を受け、ニューロン機能を維持するいわゆる栄養因子の産生に障害をきたし発症すると考えられています。このスタートの過程はエピジェネテイクスの時期となります。陽性症状への抗精神薬の有効性からドパミン D_2 受容体の異常やグルタミン酸の機能に研究が向けられています。しかし、前述しましたように自発性の欠如、情動反応の平板化、会話の貧困などの問題はこれらの向精神薬では解決ができていません。これらの病態に共通する視点から前頭前野の回路網の異常にも研究が向けられています。

治療は投薬が中心になります。陽性症状への抑制効果があがっています。

（2）うつ病

　DSM-IV は、うつ病 depression を気分障害 mood disorders としています。とくに悲しい状況でもないのに落ち込んでいる状況、興味と喜びの喪失、易疲労感の増大と活動性の減少を特徴にし、それが2週間以上に長く続く場合をいいます。睡眠障害や食欲不振などの身体症状もあります。この気分障害は大きく絶望感と高揚感が交互にくる双極性障害と、高揚感のないうつ病性障害、それらが混合している場合などがあります。絶望感や失望感がときに自殺へと進む場合もあります。頻度は、かっては0.5％以下とされていましたが、近年は3～5％となっています。

　気分障害は、単極性障害と双極性障害に分けられ、前者は単極性うつともよばれ、気分障害の80％を占めるといわれます。後者はうつ病のエピソードと躁病のエピソードを交互に示します。前者は中高年に多く、後者は20歳前後に発病しやすいといわれています。

　原因は、統合失調症と同じく多因子の遺伝的脆弱性があり、それに脳形成の早期に環境因子により回路網の形成不全をよび、栄養因子の産生低下をおこし発症すると考えられています。セロトニンなどモノアミン系あるいはグルタミン酸系での後シナプス受容体側の異常が想定されています。中でもセロトニンのシナプスにおける再取りこみ阻害剤（SSRI）が有効であることからセロトニンへの関心が高いようです。しかし、根本的な原因は不明で、サブスタンスPなどの伝達物質にも関心が向けられています。

　治療は、三環系抗うつ薬などの薬物療法のほか、高圧電気療法やレム睡眠が入眠早期に見られることからレム遮断療法などが行われています。

（3）人格障害

　人格障害 personality disorder は DSM-IV ではパーソナリティ障害と訳されています。かつて精神病質、異常性格といわれていました。思考や行動様式に常識から著しくかけ離れた状態と定義されます。認知、感情、対人関係、衝動抑制などの偏りです。妄想や強迫観念があり、統合失調症に類似する行動・思考の様式をとることもあります。治療は専門医による薬物療法となります。

（4）麻薬やアルコール依存症

　薬物依存には、薬物が欲しく止められない精神的依存、薬物がないと禁断症状がでる身体的依存があります。また、次第に量を増やさねばならない耐性があり、禁断症状なのか身体依存なのかが不明瞭になっている場合も少なくありません。麻薬には、ヘロイン、モルヒネ、コカイン、メタンフェタミンを代表的なものとします。他に有機溶媒や大麻（マリファナ）、アルコールがあります。

　脳内にこれらを欲しがる強化機構があるとされていますが、そのメカニズムは不明です。これらの薬物とドパミンの構造式は類似しています。ヘロインやモルヒネにはグルタミン酸神経系での後シナプス受容体の変化が、メタンフェタミンにはドパミン神経系での再取りこみが関与し、脳幹の側坐核や線条体を巻き込んでドパミンの放出、そして依存へと向かうのではないかと考え

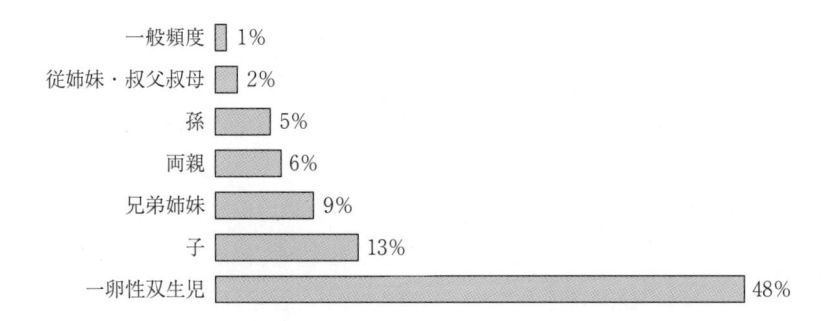

```
         一般頻度 ▇ 1%
従姉妹・叔父叔母 ▇▇ 2%
             孫 ▇▇▇▇ 5%
           両親 ▇▇▇▇▇ 6%
         兄弟姉妹 ▇▇▇▇▇▇▇ 9%
             子 ▇▇▇▇▇▇▇▇▇ 13%
       一卵性双生児 ▇▇▇▇▇▇▇▇▇▇▇▇▇▇▇▇▇▇▇▇▇▇▇▇▇▇▇▇▇ 48%
```

図11-1　統合失調症の家族内頻度

統合失調症の近親家系内での発症頻度です。再発するリスクとなります。一般頻度を1％とした場合、一卵性双生児では48％となります。統合失調症は1つの遺伝子で決定される病気ではないことがわかります。一方、両親、兄弟姉妹、子においては高いリスクがあります。統合失調症には複数の遺伝子と環境要因の関与していることが推測されます。

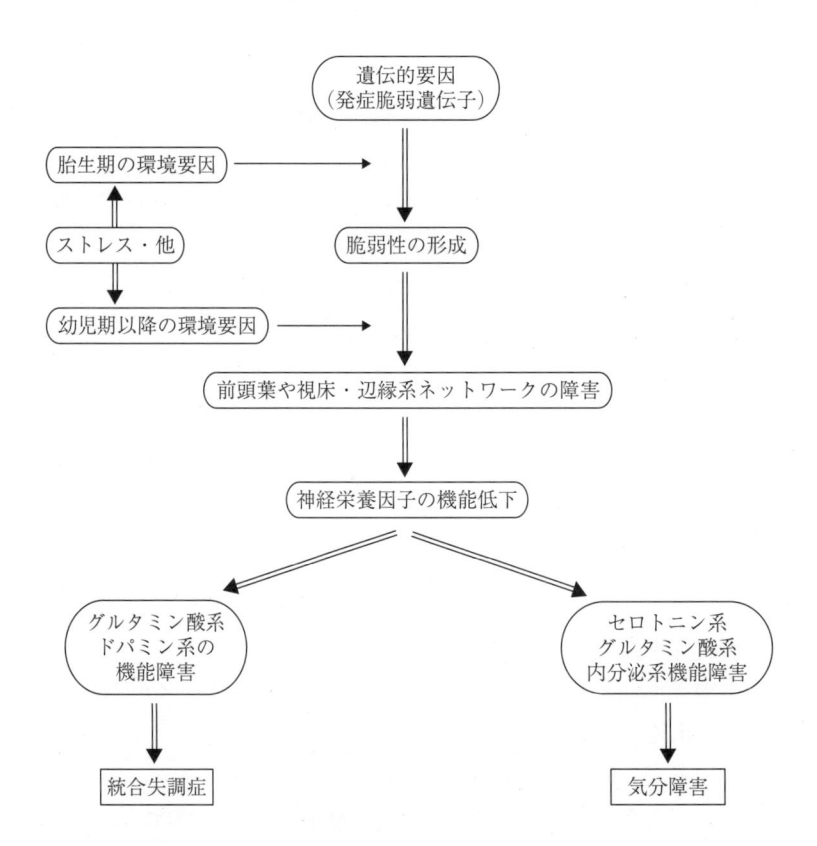

```
                    ┌─────────────────┐
                    │  遺伝的要因      │
                    │（発症脆弱遺伝子）│
                    └────────┬────────┘
  ┌──────────────┐           │
  │胎生期の環境要因│──────────▶│
  └──────┬───────┘           ▼
         │            ┌─────────────┐
  ┌──────┴───────┐   │ 脆弱性の形成 │
  │ ストレス・他 │    └──────┬──────┘
  └──────┬───────┘           │
         │                    │
  ┌──────┴────────────┐      │
  │幼児期以降の環境要因│─────▶│
  └───────────────────┘      ▼
              ┌─────────────────────────────────┐
              │前頭葉や視床・辺縁系ネットワークの障害│
              └────────────────┬────────────────┘
                               ▼
                    ┌─────────────────┐
                    │神経栄養因子の機能低下│
                    └────┬────────┬───┘
                         │        │
              ┌──────────▼─┐  ┌───▼──────────┐
              │グルタミン酸系│  │ セロトニン系  │
              │ ドパミン系  │  │グルタミン酸系 │
              │ の機能障害  │  │内分泌系機能障害│
              └──────┬──────┘  └──────┬───────┘
                     ▼                ▼
                ┌─────────┐     ┌─────────┐
                │統合失調症│     │ 気分障害 │
                └─────────┘     └─────────┘
```

図11-2　統合失調症と気分障害の発症のメカニズム

2つの病気とも発病には基になる脆弱遺伝子があると考えられています。遺伝子によって作られる脳の発生途上に何らかの作用が働き、脳の回路網に脆弱性を形成することから始まると考えられています。この時期はエピジェネテイクスの時期とされ、胎内から乳児早期の時期と考えられています。出生後にも外部からのストレス因子が作用し、回路網の機能障害を生じさせます。結果として、外的要因に対応する神経栄養因子の産生低下、機能低下を生じさせます。それは統合失調症では選択的にグルタミン酸系、ドパミン系の機能障害を基礎として発病に至り、気分障害ではセロトニン系、グルタミン酸系、内分泌系の機能障害から発病に至ると推定されています。

られています。麻薬依存者がみせる幻覚、幻聴、妄想などの禁断症状は覚醒剤精神病とされます。薬物依存は離脱が困難です。

　アルコールも濫用により禁断症状がみられてきます。アルコールはニューロンの機能を一時的に弱め、ストレスを和らげる作用があります。アルコールにはアルコール脱水素酵素が関与しています。アルコール依存症へのなり安さには民族的、遺伝的背景の関与が明らかにされています。なお、アルコールは代謝される過程でビタミン B_1 を多量に消費します。そのため、ビタミン B_1 欠乏症となり、間脳辺縁のニューロンの脱落と毛細血管増加の所見がみられます。結果、アルコール依存症 alcohol dependence にはコルサコフ症候群とよばれる記銘力障害、健忘、失見当識、作話の症状がみられてきます。なお、アルコール依存症の母親から出生する子どもには特有の顔貌と知的障害が必発します。アルコールによって胎児の細胞分裂に抑制がかかるためと考えられています。

3. 両年齢にみられる病気

（1）（心的）外傷後ストレス障害

　（心的）外傷後ストレス障害 post traumatic stress disease; PTSD は、自然災害や事故、犯罪など生命に危険が及ぶほどのトラウマを受けた場合にその記憶が繰り返し夢や気持ちに浮かび、記憶や生活に支障をきたす障害です。一般に4週を越えてその記憶が繰り返し気持ちに表れて続く場合に PTSD と診断されます。

　このストレスは第7章の感情の章でも述べましたように外傷時に自律神経系からノルエピネフリンが放出され、副腎皮質からグルココルチコイドが放出され、その状態が長く続いていると考えられています。感情の中枢である扁桃核や海馬にはコルチコイド受容体が多く、血中濃度の上昇によりニューロンは障害を受けやすくなります。記憶の障害、感情の不安定、そして前頭葉との回路による実行機能の低下が生じ、計画、意欲などが消失します。治療は時間をかけての心の安定を待つことになります。

（2）頭　痛

　頭痛 headache はいろいろな原因で生じてきます。前の章で述べたような脳腫瘍、脳炎、髄膜炎、頭蓋内出血、高血圧などの疾患にみられる頭痛があります。頭痛には、そのような脳の器質的な原因による頭痛のほかに、鼻閉や副鼻腔炎、歯痛、頭蓋骨周囲の炎症などによる間接的な頭痛もあります。

　ここでとりあげる頭痛は上記のような2次的な頭痛ではなく、機能的な頭痛です。

　片頭痛 migrain は、反復性の片側性、拍動性で、悪心や嘔吐、眼筋まひ、チカチカと輝く光を感じる視覚的な異常、目のかすみ、不安、運動感覚異常などの症状で、前兆や随伴症状をしばしば伴います。年齢は小児期から成人、高齢者まで幅広く認められます。多くは発作的にはじまり、

数時間続きます。症状は睡眠によって軽快することもありますが、2、3日、あるいは数週間にわたり続くこともあります。男女差ははっきりしません。誘因に精神的ストレスや睡眠不足などのある場合があります。

　頭蓋内・外の動脈の拡張と収縮のバランスが崩れて発症すると考えられていますが、その奥にある原因は不明です。セロトニン代謝との関係も疑われています。この場合の頭痛は群発する傾向があります。なお、頭痛には家族性の場合もあります。

　診断では、血圧や脈拍、眼底検査、画像検査などを含めて慎重な神経学的診察が求められます。治療は、従来からエルゴタミンなどの頭痛薬が処方されていますが、β遮断薬やセロトニン受容体作動薬なども処方されています。チーズ、チョコレート、飲酒などを避けて予防する傾向もみられます。

　緊張性頭痛 tension headache は、筋緊張性頭痛ともいわれますが、頚部や側頭部の筋肉収縮によって引きおこされるものです。年齢も小児期から成人、高齢者に及びます。精神的緊張が誘因になるといわれています。痛みは一般に鈍痛で、はちまきで頭頂部を締め付けられたような圧迫感を感じます。痛みは片頭痛に比して軽いといわれていますが、片頭痛と合併しているものもあります。

第12章
器質的障害と機能的障害の合併している脳の病気

［ポイント］
　疾患概念としてはよく認知されている病気ですが、病態という面からみると器質的な病変と機能的な異常を併せ持つ病気群です。知的障害（精神遅滞）とてんかんを代表的な疾患とします。

重要な用語：知的（発達）障害、精神遅滞、学習障害、てんかん

1．知的障害と学習障害

　わが国で公用語となっています知的障害 intellectual disability は国際的には精神遅滞 mental retardation です。ただ、アメリカ精神遅滞学会は2007年より自らの協会名を the American Association on Intellectual and Developmental Disabilities：AAIDD に変更しました。知的発達障害となりましょう。しかし、この用語はわが国では認められていません。
　精神とは知的な能力と生活適応能力とを併せ持つものと定義されます。知的能力は標準的な知能テストで判別されるもので－2標準偏差以下を知的障害とします。WISC 知能検査では70以下です。これは統計的には2.3％の頻度となります。生活適応能力にも標準的なテストがあり、これも標準偏差で－2SD 以下となります。
　精神遅滞は、軽度、中等度、重度と分けられます。原因では、軽度の群では約半数が原因不明です。多因子遺伝性とされています。しかし、かつては原因不明とされていた精神遅滞児に脆弱X症候群などが発見され、また、重度群には染色体異常や脳炎・髄膜炎後遺症などの器質的原因をもっている児が多くみつかっています。なお、中等度以下のグループにはてんかん発作を合併している児も多くみられます。
　学習障害 learning disability；LD は、読み・書き・算数の障害をもつ子どもたちを指します。基本的には認知機能に問題をもつことになります。記憶・理解の問題ではありません。しかし、アメリカの全米合同学習障害委員会は学習障害に話す・聞くの能力障害を含めました。わが国（文部科学省）もそれに同調しましたため、精神遅滞と学習障害の区別がつかなくなってしまいました。

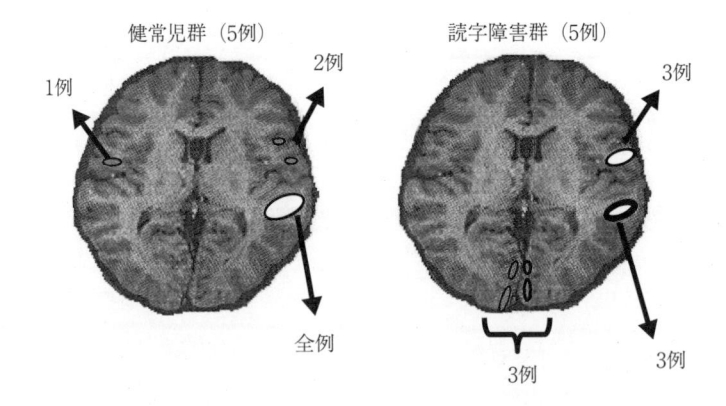

図12-1　読字障害の機能的 MRI（fMRI）
MRI の測定機器の中で短い文章を提示し黙読してもらいます。無意味な図形の連続と意味のある文章を不規則に提示し、その都度 MRI 撮影をくり返しますと血液の集まっている部位が確認できます。左図の正常対照児では左の側頭葉の中間部に血液が集中していますが、読字障害児では集中している部位は5例中3例にしか認められません。文字を読む場合、子どもは音素的なプロセスを左右の前頭後部皮質で処理しているとされています。音素処理の前には外側膝状体の処理も関与するでしょう。いろいろな部位で情報の処理が滞っていることが推測されます。読字障害の病巣は1ヶ所でないことが理解できます。

学習障害の代表的な障害は発達性読字障害 developmental dyslexia です（図12-1）。発達性ディスレキシアともいわれます。成人にも読字障害（失読 alexia）がありますので子どもの方を特異的発達性失読と区別することがあります。

対応は、丁寧な教育指導です。ヴイゴッキーは今開こうとしている能力の少し上のレベルに合わせて教育プログラムを組むことを述べています。また、軽度遅滞のグループはできるだけ通常の集団の中で丁寧に指導することの重要性を強調しています。

2．てんかん

てんかん epilepsy は意志とは関係なく突発的に生じてくる発作で、けいれん発作や意識消失発作などをおこし、かつ、同様の発作を繰り返すと定義されています。てんかんは全般てんかんと局在関連てんかんに分けられ、それぞれに特発性と症候性に分けられます。特発性とは原因不明で遺伝的要因があり、脳波には発作波が確認できますが、脳内に器質的な異常をみつけることができません。特発性てんかんの病態は不明で、シナプス後膜での抑制性 GABA 介在ニューロンの異常が推測されています。遺伝子研究が進んでいます。症候性は脳炎や髄膜炎、脳外傷後に生じてくるてんかん発作で脳には器質異常でのてんかん病巣が脳波や画像検査から確認できます。なお、両者に含まれない原因不明の場合を潜因性とします。てんかんの頻度は100人に1人です。症候性てんかんでは知的障害の合併が多くみられます。国際抗てんかん連盟（ILAE）による発作分類（1981）は、発作を部分発作と全般発作に大別します。部分発作は、一側大脳半球に起源する発作とそれに相応する脳波所見（図12-2の左図）を有します。部分発作は、単純部

分発作、複雑部分発作、二次性全般化部分発作の３種に分けられます。全般発作は、意識が最初から失われ、脳波は両側性の異常波（図12-2の右図）を呈します。発作は欠神発作、ミオクロニー発作、強直間代発作などがあります。なお、熱性けいれんはてんかんではありませんが、くり返すことで海馬領域にてんかん病巣を作ってくることが知られています。また、乳幼児に発症するてんかんには点頭てんかんやレンノックス症候群など難治性のてんかんがあります。

　抗てんかん薬は動物実験を通していろいろな薬が作られています。残念ながら根本的な治療薬ではありません。また、脳外科的に病巣を摘出したり、脳梁を切断して発作の拡大を防ぐ治療も行われています。

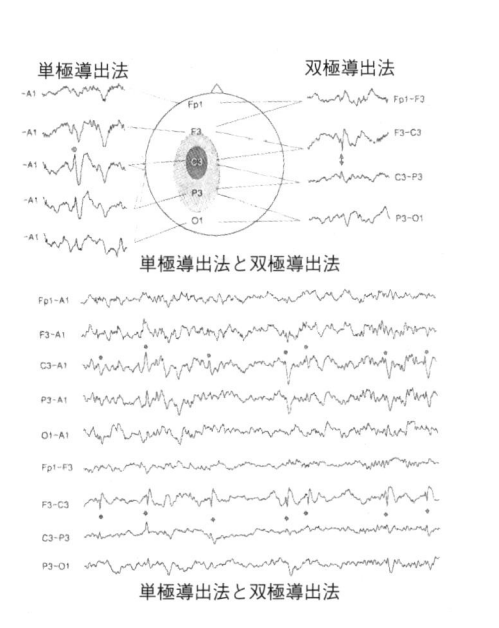

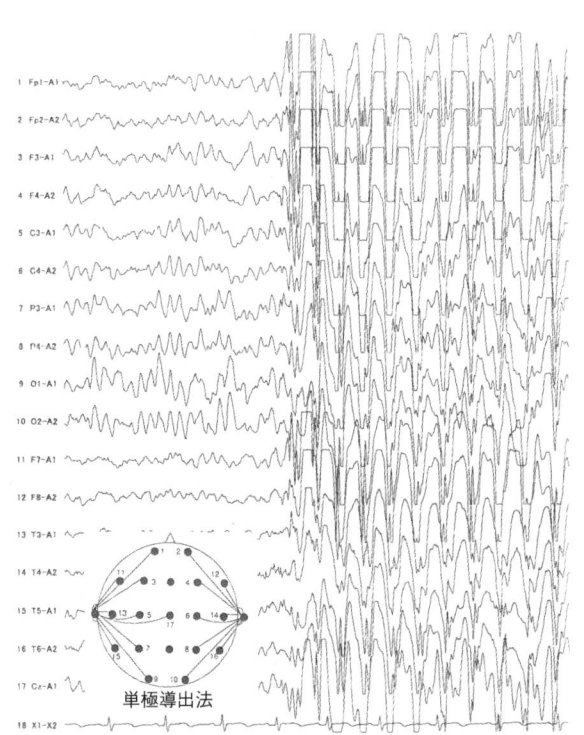

図12-2　てんかんの脳波と推測される病巣

　左図は局在関連性てんかん（15歳）の脳波。単極導出法では左側中心部（C3）に棘波が認められます。双極導出法では中心部と頭頂部に棘波の位相が逆転しています。病巣は左脳皮質の中心部に推測されます。

　右図は欠神てんかん（9歳）の脳波です。3～4Hz全般性棘徐波結合が前頭部優位で認められます。病巣は大脳の中央深部に想定されます。

第13章 脳の臨床検査

[ポイント]

　コンピューターサイエンスと分子遺伝学の進歩によって脳の研究はこの20年間で驚くほどの進歩を見せました。ここでは画像検査と神経生理学的検査、分子遺伝学的検査、心理検査の4点について解説します。内容は広く保健・看護・福祉・保育・心理（コ・メディカル系）の領域で活動する人々に理解してほしい内容で説明していきます。より詳細なことが必要な場合は専門書を読んだり専門家に尋ねてください。

重要な用語：CT、MRI、SPECT、脳波、聴性脳幹反応、事象関連電位、DNA、酵素、心理検査、WAIS、WISC、ロールシャッハ・テスト

1. 画像検査

　1895年、レントゲンW.C.はX線の存在を明らかにしノーベル賞を受けました。X線のもつ物質透過性を利用したX線撮影法は画像検査法として100年ほどの歴史をもっています。血管内に造影剤を注入しながら脳血管造影法として動脈瘤や脳腫瘍などを疑う検査としても発展しました。しかし、ここまでの映像は脳自体を映してはいませんでした。1970年代からのコンピューターサイエンスの進歩は断層撮影として脳の断面をいろいろな手法を利用して撮影することを可能にしました。この手法により今まで見えなかった脳組織と水分との差を見分けることが可能になりました。

　コンピューターサイエンスの進歩によって画像化されている画像は脳を水平断面、冠状断面、矢状断面で切った像として映し出されます（図13-1）。

(1) CT（computed tomography；コンピュータX線断層撮影）

　コンピューター解析はX線の微妙な透過度の違いを視覚的に見ることを可能にしました。水分と骨（石灰）が透過度としては両極端に位置します。両者の中間のコントラストが見えるようになったのです。脳占拠性病変、脳室拡大（脳萎縮）、石灰化病変などが見えてきます。皮質と

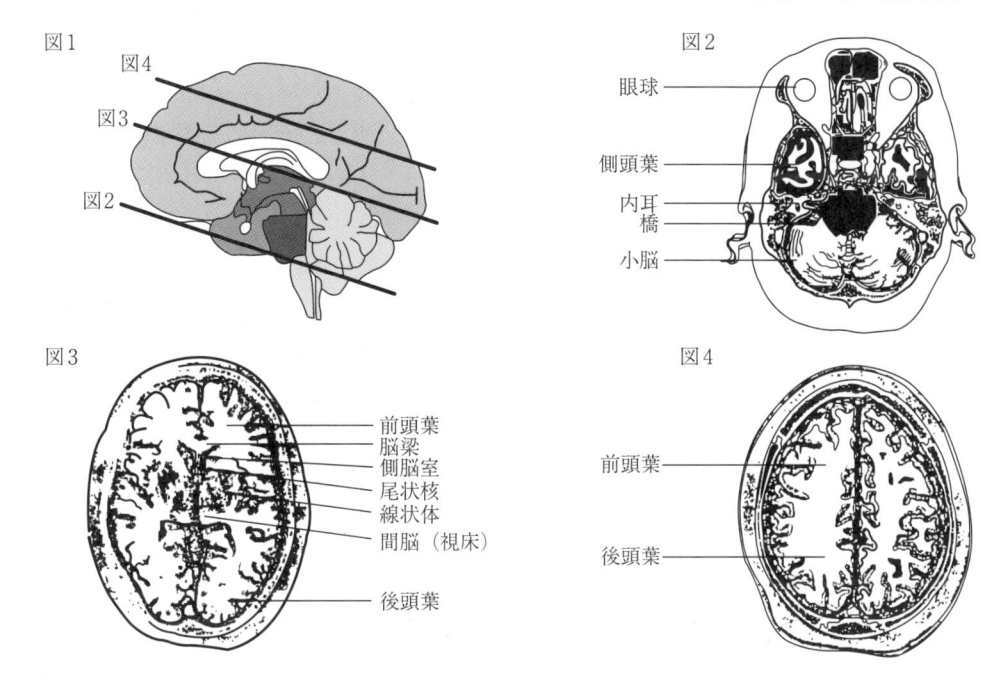

図13-1　主要な水平断面画像

　コンピューター解析の進歩により画像検査は脳神経系の検査には欠かせない検査法となりました。ここでは代表的なCT検査やMRI検査で基本となる水平断を提示します。この水平断面以外にも冠状断面と矢状断面からの撮影が行われます。
　図1は解剖学的に水平断面をどの位置で撮影しているかを正中矢状断面像で線で示しています。図2、図3、図4はそれぞれの水平断の位置と画像です。
　図2は脳底部に近い面で、側頭葉、橋、小脳、眼球、内耳が写っています。
　図3は中央の水平断で、大脳、脳梁、側脳室、間脳、基底核（尾状核、線状体）などが撮影されています。
　図4は上部の水平断で大脳の白質、灰白質がわかり、脳溝が見えます。

白質のコントラストも充分ではありませんが確認できます。CTによる血管撮影も可能となっています。また、3次元撮影によりさらに詳細な画像が得られています。

（2）MRI（magnetic resonance imaging；磁気共鳴画像）

　水素原子が電磁波に共鳴してだす反応エネルギーを測定し画像とします。タンパク質、脂質、水分などでの水素原子の含有差が画像化され、CT画像より白質と灰白質のコントラストを鮮明にみせてくれます。血管内空の血流も造影剤を使わず映しだせます（MR angiography；MRA，MRアンギオグラフィー）。X照射による人体への害もありません。

（3）fMRI（functional magnetic resonance imaging；機能的核磁気共鳴画像）

　MRIの技術を脳活動の測定に応用した検査です。水素原子の動きを酸素代謝の動きとして利用し、脳の一部が血流の増加により活発に変化する部位を視覚的に明らかにしています。字を読んでいる部位を映しだすなどニューロンの活動している部位がわかります（図12-1）。ニューロンの活動部には血液の流れが大きくなっていることを教えています。記憶の確認にも利用され

ています。弱点は瞬間的なニューロンの変化を把握できないことです。

(4) SPECT (single photon emission tomography；単一光子放射断層撮影)
　体内に放射性同位元素を投与し体内放射能分布像をみる方法で、γ線放射核種を用います。心理・精神的な疾患では脳血流量の変化が小さいため、fMRIよりこの方法での変化がよく動きを見ることができます。

(5) PET (positron emission tomography；ポジトロンエミッション断層撮影)
　SPECTと同じく放射性同位元素を利用しますがγ線ではなく陽電子RI (radio isotope) を利用します。炭素や酸素が使えるためドパミンやセロトニンなどの化学伝達物質の動きなどもイメージ化できます。問題は施設を作ることでの高額化です。

(6) MEG (manetoencephalography；脳磁図)
　頭蓋表面に認められるわずかの磁場がニューロン活動の変化にともなって変化することを利用しています。事象関連電位と類似し、時間分解能の解析に優れています。ニューロンの瞬時の変化が把握できます。したがってんかん病巣の確認などに利用されています。弱点は脳深部の解析ができにくいことです。

(7) NIRS (near-infrared spectroscopy；近赤外線測定法)
　近赤外線を頭蓋の上から照らし頭蓋内血液のヘモグロビンの変化をみて脳の活動変化をみています。NIRSは被験者の行動を抑制することが少ないため心理学的な研究にも利用されています。弱点はこれも光の透過が脳表しか届かないため深部の脳の動きをみることが困難なことです。

2. 生理学的検査

(1) 脳波と誘発反応
　脳波 (electroencephalography; EEG) についてはすでに第5章の意識と脳波でふれました。脳波はてんかんの診断に絶対的な威力を発揮します。棘波とよばれるてんかん波が確認できます。てんかんでは棘波だけでなく棘徐波結合、突発性徐波などの異常波が出現します。脳波の検査は導出する部位を多くしたり、フラッシュ光を用いたり、入眠期に記録をします。発作波が確認しやすいからです。てんかん脳波と推測される病巣についても第12章のてんかんで図示しました (図12-2)。
　ここでは誘発反応について解説します。誘発反応の検査とは、ある刺激を被検者に与え、その刺激に合わせて脳波を加算することによって通常では見えない反応波を確認する検査です。音刺激での聴性誘発電位 (auditory evoked potential; AEP)、光フラッシュでの視覚誘発電位 (visual

evoked potential; VEP)、皮膚刺激での体性感覚誘発電位（sensory evoked potential; SEP）などがあります。これらの刺激で現れてくる反応波はいろいろな解析研究によって脳のどの部位からの反応であるかも推測できる時代となりました（図13-2上段）。

（2）事象関連電位

事象関連電位とは、音や図形などの刺激の内容を変えて、その中の1つの刺激に注意を求めその数を数えさせていくと、例えば2種類の音で行えば300ミリ秒ほどの潜時で陽性に大きくふれる波が現れてくることもわかってきました。この波は事象関連電位（event related potential; ERP）とよばれ、大脳皮質の知覚機能に関連した波と考えられています（図13-2下段）。

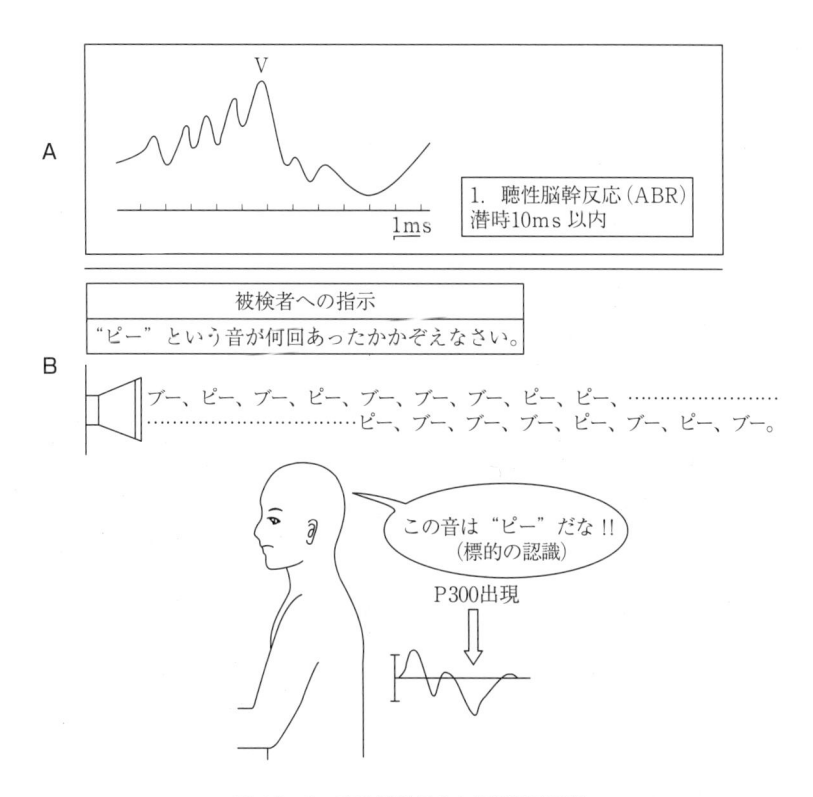

図13-2　聴性脳幹反応と事象関連電位

誘発電位とは、1回の刺激では反応としては見えない脳波を繰り返しの刺激で脳波を重ね合わせることで脳波の変化を確認する方法です。ここでは音刺激による代表的な検査法を提示します。

図Aでは聴性脳幹反応（ABR）です。聴性脳幹反応は1,000 Hzのクリック音を被検者にヘッドホーンで聞かせ、クリック音に一致して頭皮上からの脳波を重ね合わせていきます。約1,000回の音を聞かせますと10 msec以内に図のような波が現れてきます。6〜7 msecほどで見える第5波が安定して認められ、この波が聴力の有無の判断に利用されます。この波は中脳での聴覚系ニューロンの興奮と考えられています。

図Bでは事象関連電位（ERP）です。容易に識別できる刺激（たとえば音の高低）を与え、高・低のどちらかの音のみを黙って数えるように命じます。音に合わせて脳波を重ね合わせていきますと、20〜50回ほどの刺激で図のように約300 msecの所に陽性に振れる波が出現してきます。脳の機能では認知能と関係すると考えられています。なお、提示する音の頻度によっては100 msecで陰性に振れる波のみが出る場合もあります。この波は視床レベルでの反応波と考えられています。

3．生物学的検査

生物学的な検査には、組織染色による組織学的な検査、細胞を対象にする検査、血液や尿などを対象にする検査、遺伝子分析を行う分子生物学的検査などに分けられます。

組織検査では、従来からのHE（ヘマトキシリン・エオジン）染色だけでなくさまざまな抗体や組織マーカーを用いた染色により診断精度が高められています。また、がん細胞などでは薬物を含ませた培養を重ねることで薬の効果などの検査も行なわれています。もちろん、そこには顕微鏡レベルだけではなく電子顕微鏡による検査も並行して行なわれています。

細胞検査では、がん細胞の有無、染色体分析などの他、検査目的に応じた遺伝子分析が行なわれています。

血液や尿での検査では、従来の血球計算や血液中の蛋白成分、酵素、電解質、血糖、尿酸、脂質、窒素成分などの検査や、感染症やアレルギー疾患に特異的に反応する抗原や抗体の検査、いろいろな内分泌検査、薬物の血中濃度測定などの検査があります。検査の種類は病気の内容ごとに選ばれます。

遺伝子分析ではPCR（polymerase chain reaction）法により少量の細胞やDNAであってもそれを増幅させることにより分析を可能にしています（図13-3）。

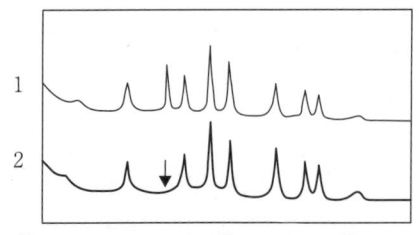

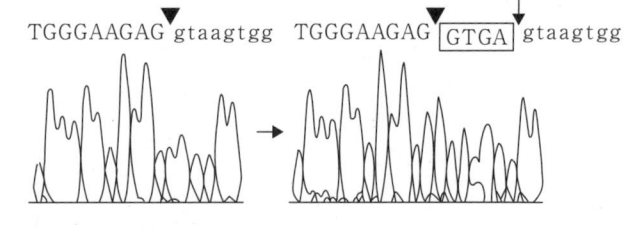

図13-3　遺伝子診断

遺伝子診断とは当該ゲノムの変異を検出することにより病気の診断を行うことをいいます。ここでは、臨床的によく利用されている2つの診断法を示します。

　左図はPCR-RFLP法とよばれるもので、ある特定の遺伝子変異を伴う遺伝病（筋ジストロフィーなど）のゲノムDNAをPCR法により必要量だけ増幅させ、いくつかの制限酵素により分割し、それらを電気泳動することにより異常がどのエキソン（タンパク質に翻訳される領域）に存在するかを確認する方法です。図ではエキソン47のピークが患者さんの2で見られません。検査をしたゲノムDNAに異常のあることが明らかとなります。しかし、これではより詳細な異常を知ることはできません。

　右図はPCR-SSCP法とよばれるもので、その異常のエキソンに焦点を絞りその前後のDNAを含めて塩基配列をゲル電気泳動の移動度の差異により検出する方法です。図は白黒で描かれていますが、塩基の種類により色別をして見ることができます。エキソンとその先のイントロン（非翻訳領域）の境にGTGAのDNAが余分に存在することがわかります。しかし、この異常がわかってもそれが病気の症候にどう関係しているのかはまだ不明です。

4. 心理検査

　これまで述べてきた画像検査、生理学的検査、分子生物学的検査はこの30年ほどの期間に驚くほどの進歩を見せてきました。しかし、私たちはまだ脳と心を結び付けて理解することはできていません。これらの検査を駆使しても解決できないことも多く心理検査からの情報も重要になってきます。

　心理テストは、このような未解決の問題に少しでも関係者が納得できるものとして客観的な根拠の上に作られてきました。しかし、ここでも信頼性の点や使用上での煩雑さなどで満足できるものはまだ少ないといわざるをえません。多くの検査がアルファベット圏の文化の中で作られていることも結果の解釈を複雑にします。

　心理テストはおおきく知能テストとパーソナリティ・テストの2種類にわけられます。

（1）知能テスト

　世界的に高く評価されている知能テストはウエクスラー（1939）によって開発された知能テストです。年少用としてWPPSI知能テスト、小児用としてWISC知能テスト、成人用としてWAIS成人知能テストがあります。たとえば、改定されたWISC-IIIでの成績は言語性IQ（VIQ）と動作性IQ（PIQ）に分けられ、それぞれに下位項目がおかれています。その上で全検査TIQが算出されます（図13-4上段）。

　統計的に算出されるWISCでの標準偏差値SDは15ですので、±2SDを離れる場合に知的障害（IQ70以下）もしくは優秀（IQ130以上）となります。知的障害の程度では、軽度（-1SD～-2SD）、中等度（-2SD～-3SD）、重度（-3SD～-4SD）、最重度（それ以下）にわけられます。

　なお、中央値（IQ100）の頻度は女児で高く、男児で低い傾向があります。女児の頻度は中央値にまとまり、男児の頻度は両サイドにひろがるのです。したがって、精神遅滞児（知的発達障害児）は女児より男児に多くなります。これはX染色体上にのっている知能に関連する遺伝子の相補性によって2本もつ女児と1本である男児の差によると説明されています。

　知能より目的を記憶に絞った検査もあります。ウエクスラー記憶検査（WMB-R）です。一般的記憶と注意／集中力に分けられた検査です。一般的記憶も言語性と視覚性記憶に分けて見ることができます。

（2）パーソナリティ・テスト

　パーソナリティ・テストは性格テストとほぼ同意語として用いられます。パーソナリティ・テストは、気質や性格、情緒性、社会適応性など知能面を除く個人の心理的、行動的な特性や傾向を検査する方法として利用されています。具体的には感情の状態、対人関係、動機づけ、興味や関心などとなります。テストは質問紙法と投映法に分けられます。

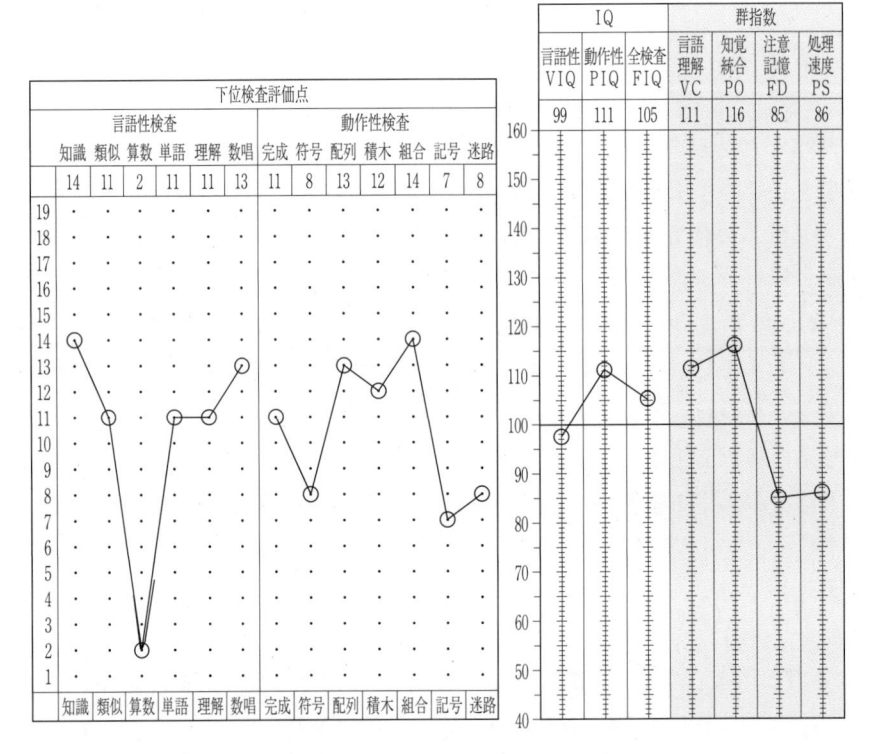

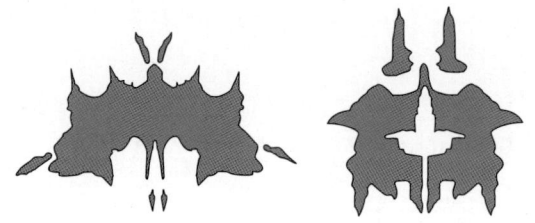

図13-4　心理テスト
　心理テストは生物学的にどうしても見ることのできない心の機能を可能な限り科学的、客観的な根拠の上に評価する目的で作られてきました。心理テストは大きく知能テストとパーソナリティ・テストに分けられます。知能テストはウエクスラーによって開発された知能テストを代表とします。ここでは小児用としてのWISC-IIIを提示します。上の図はADHD男児（8歳）のWISC-IIIの評価です。IQとしては平均値ですが、下位項目にばらつきが目立ちます。下の図はロールシャッハ H. によって作られた投映法による無意識の性格を探るテストです。絵が何に見えるかを問い、心の中の願望や葛藤を探ります。

　質問紙法については、ミネソタ多面人格目録 MMPI がもっとも標準的なものとされています。しかし、MMPI は心身の状態から生活、行動まで 550 項目の質問からなり、その実際性や妥当性の点で批判もあります。これに準じるものとして WHO の基準に準じた GHQ 精神健康テスト（日本版 GHQ60、GHQ30）、MAS テスト、EPPS 性格テスト、簡便なものとして矢田部ギルフォード性格テスト（YG 性格テスト）などがあります。これらは簡便になればなるほど客観性や信頼性では問題が残されてきます。また、これらのテストは年齢上での制限や時代による結果の解釈が複雑になってきます。

　投映法はあいまいな絵や未完の文を提示して被験者がもつ無意識の人格を把握するテストで

す。もっとも有名なテストはロールシャッハ（1921）によってつくられたロールシャッハ・テストです（図13-4下段）。左右相対のインクのしみ模様画が10枚の紙に黒灰色と色彩色で描かれ、それが何にみえるかと問いかけます。何をみたか、どこをみるかでその反応を評価していくことになります。テストの理論性や妥当性に批判はありますが、すぐれた検査者による判断にはすばらしいものがあります。類似する検査としてTAT絵画統覚検査があります。

その他、類似のテストとして文章完成テスト（SCT）や被験者に1本の実のなる木を自由に画かせて人格特徴を分析・把握するバウム・テストなどがあります。

（3）障害をもっている児・者での心理テスト

心理テストの大きな目的には正常範囲から明らかに逸脱している場合に、その内容の分析も必要となります。

①ベンダー・ゲシュタルト・テスト（BGT）

図形模写のテストです。図形の模写がどのくらい適切に書けるかを見ます。発語を必要としない点が特異的です。対象は5～10歳の子どもです。

②ベントン視覚記銘テスト（BVRT）

視覚情報の記銘力をテストします。頭頂葉・後頭葉の機能障害をみます。対象は8歳以降の年齢です。

③グッドイナフ人物画知能テスト（DAM）

聴覚・言語系に遅れをもつ子どもの知的機能をみるテストで人物像を画かせます。対象年齢は3～10歳です。

④ITPA言語学習能力テスト

ヒトが情報を受け取り、それを解釈して、ほかの人に伝える過程を検査します。学習障害やことばの遅れのある子どもたち（3～10歳）に用いられます。

⑤K・ABC

情報を連続的、時間的に分析処理をする能力（継次処理尺度）と情報を空間的に処理する能力（同時処理尺度）、それを合わせて認知処理過程尺度の3点で評価されます。対象年齢は2歳6か月～13歳です。

⑥S-M社会生活能力テスト

精神遅滞はWISC-IIIで示される結果と社会生活での能力結果とを相互に確認することによって評価されます。社会的知能指数（SQ：social quotient）です。内容は、身辺自立、移動、作業、意思交換、集団参加、自己統制の6項目で年齢に応じてレベルが高くなるテストで、対象は乳幼児から中学生です。

⑦レーヴン色彩マトリックス検査

標準図案の欠如部に合致するものを6つの選択図案から選んでもらう検査です。言語を介さないで被験者の知的能力を簡単、短時間に行える簡便さがあります。失語症や認知症のスクリーニング検査として利用されています。対象は45歳以上。

⑧ MMSE（Mini-mental State Examination）認知機能検査
　月日や場所、暗算、記憶力、文章などの 11 項目の質問によって認知機能を検査するスクリーニング検査です。認知症のスクリーニング検査に利用されています。

おもな参考文献

本文の内容をより深く理解したい読者を意識して掲げました。

1) 朝田隆（編）．記憶の定着と睡眠．Cognition and Dementia. 6:99-151. 2007.
2) Barker,R.A. & S. Barasi. 服部孝道監訳：Neuroscience at a Glance．／一目でわかるニューロサイエンス．メディカル・サイエンス・インターナショナル．2004.
3) Bloom,F.E., Nelson,C.A., Lazerson,A. 中村克樹、久保田競監訳：Brain, Mind, and Behavior ／脳の探索（上・下）．講談社、2004.
4) Butterworth,G. & M.Harris. 村井潤一監訳：Principles of Developmental Psychology．／発達心理学の基礎を学ぶ．ミネルヴァ書房．2001.
5) Colman,A.M. 佐藤保、仲真紀子監修：Dictionary of Psychology．／心理学辞典．丸善、2005.
6) DSM-IV-TR ／高橋三郎、大野裕、染谷俊孝訳．医学書院．2003.
7) Eysenck,M. & M.T. Keane.：Cognitive Psychology. Psychology Press. 2005.
8) Feinberg,T.E. & M.J.Farah (Eds)：Behavioral neurology and neurophysiology. New York: McGraw-IIill. 1997.
9) 福岡伸一．プリオン説は本当か．講談社．2005
10) Geschwind,N.& A.M.Galaburda. ／品川嘉也訳．：Cerebral Lateralization．／右脳と左脳．東京化学同人．1993.
11) 細川徹（編）．発達障害の子どもたち．中央法規．2003.
12) Iacoboni,M. ／塩原通緒．Mirroring People ／ミラーニューロンの発見．ハヤカワ新書．2009.
13) 生田 哲．脳と心をあやつる物質．講談社．2007.
14) 岩田誠、河村満編．神経文字学．医学書院．2007.
15) Katona,C.& M.Robertson. 島悟監訳．Psychiatry at a Glance ／図説精神医学入門．日本評論社．2003.
16) 今野今治（編）：特集・基底核．Brain Medical. 15:233-304, 2003.
17) Kretschmann,H-J. & W.Weinrich. ／久留裕、真柳佳昭訳．Neuroanatomie der kraniellen Computertomographie．／CT 診断のための脳解剖と機能系．医学書院．1984.
18) McGaugh, J.L. ／大石高生、久保田競訳：Memory and Emotion ／記憶と情動の脳科学．講談社．2006.
19) McManus,C. ／大貫昌子．Right Hand, Left Hand．／非対称の起源．講談社．2002.
20) 永田和宏．タンパク質の一生．岩波新書．2008.
21) 日本神経学会（監）：神経疾患の遺伝子診断ガイドライン．医学書院．2009.
22) 尾崎紀夫（編）：特集・遺伝環境相互作用．分子精神医学．6:122-159, 2006.

23) Pinel,J. 佐藤敬、也訳：Biosychology. ／バイオサイコロジー．西村書店．2005.
24) Prichard,D.J. & B.R. Korf. ／古関明彦監訳：Medical Genetics at a Glance ／一目でわかる臨床遺伝学．メディカル・サイエンス・インターナショナル．2004.
25) Salway,J.G. ／西澤和久訳：Medical Biochemistry at a Glance. ／一目でわかる医科生化学．メディカル・サイエンス・インターナショナル．2007.
26) 竹下 研三：人間発達学－ヒトはどう育つのか－．中央法規．2009.
27) Wolf, M. ／小松淳子：プルーストとイカ（読書は脳をどのように変えるのか）．インターシフト．2008.

索　引

【アルファベット】

ACT 理論　53, 63
CA1　50
CT コンピューター X 線断層撮影　92
fMRI（機能的磁気共鳴画像）　93
GABA　13, 48
IQ　62
K・ABC　99
L-DOPA　74
LTP　51
MEG（脳磁図）　94
MMSE 認知機能検査　99
MRI（磁気共鳴画像）　93
NIRS（近赤外線測定法）　94
NMDA 受容体　52
PCR 法　96
PET（ポジトロンエミッション断層撮影）　94
PTSD　47, 51, 87
S-M 社会生活能力テスト　99
SPECT（単一光子放射断層撮影）　94
SSRI　48
WAIS テスト　62, 97
WISC テスト　62, 97
α運動ニューロン　22, 31
α波　41
βエンドルフィン　14, 48
β波　41
γ運動ニューロン　22, 31
γ波　41
δ波　41
θ波　41

【あ行】

アクチン　22
アスパラギン酸　14
アスペルガー障害　82
アセチルコリン　13, 42
アセチルコリン・エステラーゼ　73
アタキシア　21, 35
圧覚　29
アテトーシス　11, 35
アドレナリン　46
アミノ酸代謝異常症　72
アミロイドβタンパク　73
アルコール依存症　87
アルゴリズム　62
アルツハイマー病　73
アンダーソン J. R.（ACT 理論）　63
イオン勾配　11
意識　40
意識混濁　40
意識変貌　40
意思決定　65
依存症　85
一次運動野　17, 34
一次感覚野　17, 33
一酸化窒素　14
遺伝子分析　96
遺伝的脆弱性　85
意味記憶　50
意欲　66
インスリン　46
陰性症状　84
インプリンティング　13
ウイスク知能テスト　62, 97
ウィリアムズ症候群　84
ウイリス動脈輪　23
ウイルス輪閉塞症　80
ウィルソン病　72
ウェルトハイマー M.（ゲシュタルト心理学）　64
ウェルニッケ野　55
動き　30
うつ病　85
運動行為　34
運動失調　21, 35
運動ニューロン　22
運動皮質　18, 34
エイズ・ウイルス感染症　76
エストロゲン　46
エチルアルコール　14
エピソード記憶　50
遠隔記憶　50
エンケファリン　14
縁上回　55
延髄　20
黄斑部　26
横紋筋　22
オキシトシン　14, 48
音韻　28, 56
音韻障害　83
音韻性ループ　53, 63
音楽認知　37
音素　28, 56
温痛覚　29
音読　58

【か行】

介在ニューロン　30
外側膝状体　27
外転神経（VI 脳神経）　21
概日リズム　27, 43
海馬　19, 50
化学伝達物質　14
書き言葉　59
蝸牛神経　28
角回　57
拡散的思考　61
学習　58
学習障害　89
覚醒　40
カクテルパーティー現象　43
下垂体　46
下垂体腺腫　81
画像検査　92
下側頭葉回　57
家族内頻度　86
可塑性　52
滑車神経（IV 脳神経）　21
カフェイン　14
カプサイン　14
カマラの少女　56

感覚ニューロン　23
感覚器　25
感覚　25
眼窩前頭皮質　66
感受期　25
感情　44
眼振　21
関節可動域（ROM）　30
杆体　26
観念失行　38
間脳　20
顔面神経（VII脳神経）　21
記憶　49
奇形　70
奇形症候群　70
吃音症　83
基底核　19
企図振戦　21
気分障害　85
キャッテル R. S.（知能と言語論）　62
嗅覚　26
弓状束　55
嗅神経（I脳神経）　21
急性散在性脳脊髄炎　80
急速眼球運動睡眠　42
嗅内皮質　19
旧皮質　20
橋　20
狂牛病　74
胸髄　21
棘（樹状突起の）　52
局在関連性てんかん　91
棘徐波結合　91
鏡（像）文字　59
ギラン・バレー症候群　80
筋萎縮性側索硬化症　75
筋緊張　21, 30
近時記憶　50
筋接合部　22
緊張性頸反射　31
緊張性頭痛　88
筋トーヌス　21, 30
筋肉　22

筋紡錘　30
筋膜シナプス　22
筋力低下　22
グッドイナフ人物画知能テスト　99
くも膜　23
くも膜下出血　78
グラスゴー・スケール　40
グリア細胞　23
グリオーマ（神経膠腫）　80
グリシン　14
グルタミン酸　14, 52, 86
クレチン症　72
クロイツフェルト・ヤコブ病　74
計算力　37
頸髄　21
ゲシュタルト原理　65
ゲシュビント N.（角回と失語）　57
血液脳関門　23
欠失　70
結晶性知能　62
結節性硬化症　71
ゲノム　9
ゲノムインプリンティング病　71
ゲルストマン症候群　37
幻視　84
幻聴　84
腱反射　30
健忘　50
腱紡錘　30
交感神経系　46
高血圧性動脈硬化　79
交叉性伸展脊髄反射　31
恒常性　10, 46
甲状腺ホルモン　46
後天性免疫不全症候群（エイズ）　76
後頭葉　17
広汎性発達障害　82
硬膜　23
ゴールドバーグ E.（実行機能論）　53
コカイン　85
刻印づけ　13

黒質　19
心の理論　66
固着　43
骨格筋　22
固定化（記憶の）　50
鼓膜　28
コミュニケーション障害　83
固有感覚　29
コルサコフ症候群　15
コルチゾール　46
昏睡　40

【さ行】
サーカディアン・リズム　27, 43
細胞体　10
細胞内小器官　9
作業記憶　52
錯視　34
坐骨神経　21
サッケード運動　27
サブスタンス P　14, 48
酸塩基平衡　10
三叉神経（V脳神経）　21
3-3-9度方式　40
自我意識　40
視覚　26
視空間記銘メモ　53
視空間的知覚認知　36
軸索　9
思考　65
視交叉上核　27
自己免疫疾患　80
視床　20
歯状回　20
視床下部　20
事象関連電位　33, 95
耳小骨　28
視神経（II脳神経）　21
姿勢反射　30
失語　37, 55
失行　37
実行機能　66
失書　37, 59
失読　37, 58

失認　37
シナプス　12
シナプス小胞　12
自閉症スペクトラム　83
自閉性障害　82
社会化　66
社会的成熟　66
社会脳　66
重症筋無力症　80
収斂的思考　62
樹状突起　11
樹状突起棘　52
受容−表出性言語障害　84
受容体　12
シュワン細胞　23
松果体　27
小膠細胞（ミクログリア）　23
情動　44
小脳　20
植物状態　20
触覚　29
徐波睡眠　41
自律神経系　45
人格障害　85
神経栄養因子　86
神経回路網　9
神経感染症　76
神経原線維変化　73
神経膠細胞　23
神経膠腫　80
神経線維腫症　71
神経伝導速度　11
神経皮膚症候群　71
神経変性疾患　72
新々皮質　17
新生児マス・スクリーニング　72
深層性失読　58
心的外傷後ストレス障害　87, 47, 51
浸透圧　10
振動覚　29
新皮質　17
心理検査　97
随意運動　35

髄芽腫　81
水準的意識　40
髄鞘　10
水晶体　26
錐体　26
錐体外路　34
錐体交叉　21
錐体路　34
水分含有率　10
髄膜炎　75
髄膜腫　80
頭蓋咽頭腫　81
頭痛　87
ストレス反応　46
生活年齢　62
脆弱X症候群　70
星状細胞（アストロサイト）　23
精神遅滞　89
精神年齢　62
青斑核　40
生物学的検査　96
生理学的検査　94
脊髄　21
脊髄小脳変性症　75
舌咽神経（IX脳神経）　21
舌下神経（XII脳神経）　21
セリエ H.（ストレス論）　46
セロトニン　13, 40, 42, 48, 86
前運動野　34
宣言記憶　63
線状体　19
染色体異常症　69
仙髄　21
選択的注意　43
剪（せん）断損傷　77
前庭　28
先天性代謝異常症　71
前頭前皮質　52
前頭葉　17
前頭葉症候群　67
全般てんかん　90
全般発作　90
せん妄　40
創造性　63

相貌認知　66
側坐核　19, 45, 85
側索　21
即時記憶　49
測定障害　21
側頭葉　18
側脳室　23

【た行】
第3脳室　23
胎児感染症　76
帯状回　19
体性感覚　29
大脳　17
大脳動脈　23
第4脳室　24
タウ蛋白　73
タウリン　14
ダウン症候群　69
脱分極　11
多発性硬化症　80
短期記憶　50
炭酸リチウム　14
淡蒼球　19
タンデム・マス・スクリーニング　72
知覚　32
知的障害　89
知能　62
知能構造モデル（ギルフォード）　63
知能指数　62
知能テスト　97
着衣失行　38
チャンク化　65
注意　42
注意欠陥／多動性障害　83
中心溝　34
中脳　20
中脳水道　24
聴覚　28
長期記憶　50
長期増強（LTP）　51
超皮質性失語　55

跳躍伝導　11
陳述記憶　50
椎骨動脈　23
追跡眼球運動　27
ディスレキシア（発達性ディスレキシア）　58, 90
出来事記憶　50
デシベル（DB）　28
テストステロン　46
手続き記憶　50
てんかん　90
転座　70
伝導失語　55
動眼神経（Ⅲ脳神経）　21
統合失調症　84
頭頂葉　17
頭部外傷　77
動脈硬化　79
動脈瘤　78
トーチ（TORCH）感染症　76
突起棘　13
ドパミン　13, 40, 42, 48, 86
トリソミー　69
トリプレット・リピート病　71

【な行】
内頚動脈　23
内言　57
内耳神経（Ⅷ脳神経）　21
内側膝状体　28
内分泌系　45
軟膜　23
2次感覚野　32
ニッチの理論　13
乳頭体　20
ニューロン　9
認知症　72, 67
認知　63
認知神経心理学　61
脳炎　76
脳幹　21
脳幹網様体賦活系　20, 39
脳弓　19
脳血管系　23

脳血管障害　78
脳溝　18
脳梗塞　79
脳挫傷　77
脳死　20
脳室周囲白質軟化　78
脳腫瘍　80
脳神経系　20
脳震盪　77
脳性まひ　78
脳脊髄液　23
脳塞栓　79
脳卒中　78
脳底動脈　23
能動的意識　40
脳内出血　78
脳波　41
脳膜　23
脳梁　18
ノルエピネフリン（ノルアドレナリン）　14, 40, 42
ノンレム睡眠（non-REM睡眠）　41

【は行】
パーキンソン病　73
パーソナリティ・テスト　99
パーソナリティ障害　85
背外側前頭前野　67
灰白質　17
白質　18
バゾプレッシン　14
発語失行　84
発達性読字障害（発達性ディスレキシア）　58, 75, 90
バッドリー、A.（作業記憶論）　52
話し言葉　54
母親語　56
バビンスキー反射　35
パラシュート反応　31
バリスムス　36
半規管　28
半球優位性　36

反射　30
半側空間無視　37
ハンチントン病　75
被殻　19, 35
被虐待児症候群　77
皮質　17
皮質盲　27
尾状核　19, 35
ヒスタミン　14
左脳　36
非陳述記憶　50
ピック病　73
ビネー A.（知能論）　62
びまん性軸索損傷　77
表意文字　59
表音文字　59
表出性言語障害　83
表層性失語　58
ビンスワンガー型脳梗塞　79
フェニールケトン尿症　72
フォールディング　74
副交感神経系　46
副神経（ⅩⅠ脳神経）　21
副腎髄質　47
副腎皮質　48
輻輳運動　27
腹内側前頭前野　66
不随意運動　35
舞踏病様運動　36
部分発作　90
プラダー・ウィリー症候群　71
フリーラジカル　75
プリオン蛋白　74
ブローカ野　55
ブロードマン　17
プロゲステロン　46
プロダクション・システム　63
分子シャペロン　72
文法　60
分離脳　37
平滑筋　22
平衡感覚　28
平衡機能　28
ヘブ D.O.（長期増強理論）　51

辺縁系　19, 44	まひ（麻痺）　35	【や行】
偏差値　62	麻薬依存症　85	誘発反応　94
片頭痛　87	マリファナ　85	腰髄　21
片側優位性　18, 36	ミーム　56	陽性症状　84
ベンゾジアゼピン　48	ミエリン　10	読み言葉　57
ベンダー・ゲシュタルト・テスト　99	ミオシン　22	
	味覚　26	【ら行】
扁桃核　20	右脳　36	ライソゾーム病　72
ベントン視覚記銘テスト　99	未熟な人格　67	ラクナ梗塞　79
忘却　50	ミトコンドリア異常症　72	ランビエ絞輪　10
紡錘細胞　31	ミラー・ニューロン　56	梨状皮質　26
紡錘状回　57	迷走神経（X脳神経）　21	離断症候群　67
紡錘波　41	メタンフェタミン　85	流動性知能　62
縫線核　40	メラトニン　14, 27, 43	瘤波（ハンプ）　41
乏突起膠細胞（オリゴデンドロサヘト）　23	免疫異常　80	ルー・ゲーリック病　75
	妄想　85	レーヴン色彩マトリックス検査　99
補足運動野　34	網膜　26	
母斑症　71	網膜芽細胞腫　81	レセプター　12
ホムンクルス　29	網様体賦活系　20, 39	レビー小体型認知症　73
ホメオスタシス　10, 46	もうろう状態　40	レム睡眠（REM睡眠）　42
ホルモン　46	モノアミン　14	連合野　18
	模倣失行　38	老人斑　73
【ま行】	もやもや病　80	ロールシャッハ・テスト　99
マグーン H. W.（網様体賦活系）　39	モルヒネ　85	
	モロー反射　30	【わ行】
マザー・リース　56	問題解決　62	ワーキング・メモリー　52
末梢神経系　22		ワイス（WAIS）テスト　62, 97

■著者紹介

竹下　研三（たけした　けんぞう）

　1961（昭和36）年　九州大学医学部卒業
　1971 年　鳥取大学医学部助教授（脳幹研・小児部門）、教授、医学部
　　　　長を経て 2001 年定年退官（名誉教授）。
　2002 年　第一福祉大学（現・福岡医療福祉大学）教授。同年　NPO
　　　　子ども相談センターを設立（代表）。
　鳥取大学在籍中、WHO コンサルタントとして中国一人っ子政策や国
　際奇形モニタリング調査に関与。また、1987 年よりインドネシア
　CBR 指導者研修を 10 年間にわたり受け入れ指導。
　専門は、小児科医、小児神経専門医、遺伝相談専門医など。

　主な著書
　『こころを育てる』（西日本新聞社）、
　『医学一般』（ふくろう出版）、
　『人間発達学 ―ヒトはどう育つのか―』（中央法規）
　他に、論文、分担執筆など多数。

福祉・保健・心理系学生のための脳科学

2010 年 2 月 5 日　初版第 1 刷発行

■著　者 ── 竹下研三
■発 行 者 ── 佐藤　守
■発 行 所 ── 株式会社 大学教育出版
　　　　　　〒 700-0953　岡山市南区西市 855-4
　　　　　　電話 (086) 244-1268 (代)　FAX (086) 246-0294
■印刷製本 ── サンコー印刷㈱

Ⓒ Kenzo Takeshita 2010, Printed in Japan
検印省略　落丁・乱丁本はお取り替えいたします。
無断で本書の一部または全部を複写・複製することは禁じられています。

ISBN978-4-88730-919-7

好 評 既 刊 本

生命の科学
―ヒト・自然・進化―

寺山 守 著
ISBN4-88730-628-8
定価 2,625 円(税込)
文系・理系ともに生物学的素養を高めるための生物学・生命科学のテキスト。

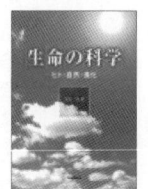

体の中の小宇宙
―命をみつめる―

杉田昭栄 著
ISBN4-88730-434-X
定価 1,890 円(税込)
いまだ不思議なことが多いからだについての知識を平易に解説する。

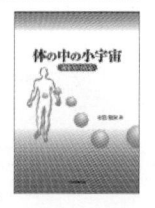

健康・福祉と運動の科学

徳永幹雄・山崎先也 編著
ISBN978-4-88730-855-8
定価 2,520 円(税込)
健康・福祉の視点からスポーツ科学・運動生理学・スポーツ心理学を解説。

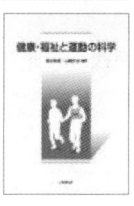

あなたのための臨床ヘルス・サイエンス

秋坂真史 著
ISBN4-88730-669-5
定価 2,310 円(税込)
健康教育から臨床医学までをやさしく系統的に学ぶためのテキスト。

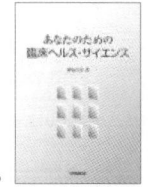